兒童特發性
關節炎

10 true
life stories of
Juvenile
Idiopathic
Arthritis

十則名為人生的
真實旅程

郭和昌 醫師——文
羅小酸——繪

推薦序

李宏昌

現任臺灣兒科醫學會理事長
前臺北馬偕兒童醫院院長

兒童特發性關節炎（以往稱幼年型類風溼性關節炎），並不多見。據文獻報告，歐美國家兒童罹患率約0.04-0.16%，在臺灣，兒童風濕免疫科專家們估計約千分之一。發作的孩子早期有許多撲朔迷離的不同症狀，常常讓醫師們找不到正確處理方向。郭醫師以故事性方式描述這些兒童的醫路歷程，提供一般相似症狀病童的父母參考，盼得以早日診治而有較溫暖的人生。

是本好書，值得推薦！

李秉家

義守大學職能治療系教授兼系主任

於日常生活中，常見的關節炎有類風濕性關節炎、僵直性脊椎炎，目前致病原因不明，推測是環境影響或是基因遺傳，是一種常見於成年人的疾病。目前主要治療方法是依靠藥物為主，再搭配復健治療。在職能治療的部分，第一時間會使用傳統副木固定、保護發炎的關節，待症狀緩解和疼痛減輕時，為了怕休息時間太久和關節長時間沒有活動導致攣縮，治療師會開始進行肌肉按摩、活動關節的運動，並加強個案的衛教，像是避免長時間使用同一關節、盡量用多個關節從事日常活動，如雙手擡物等。再來，也針對個案在日常活動不便的地方，挑選適合的輔具，代替其減少的關節活動度與肌肉力量，增進獨立性與生活品質。

本書中提到的兒童特發性關節炎也是病因無法確認，且需要依靠藥物和復健長期治療，書中特別以孩童、家長、師長不同的視角，去闡述一個家庭遇到孩童關節炎時，內心的焦慮、家庭關係的變化、面對同學的眼光、學校環境的不諒解等等，尤其此病症是出現在國小與青少年時期，是個心理、生理、團體生活開始快速發展的時期，此時家庭內部如果不妥善溝通、積極處理的話，可能會使孩童身心發展不健全，影響了追逐夢想、未來發展的機會。

分享書中一名熱愛運動的男童，罹患了關節炎，且與父親原本有的類風溼關節炎是類似的病症，心裡非常失落，也開始埋怨祖先是否做了什麼事情，報應在自己身上。好在經過一段時間的溝通，男孩接受了現實，父親也以過來人的身分，分享平時如何適當的運動，在治療疾病的生活中維持健康。此例令我回想起曾經治療過一名特殊遺傳疾病的少女，年齡約二十三歲，大學剛畢業準備出社會工作，症狀與中風非常相似，左側肢體行動不便，因為突如其來的疾病，使身體無法像之前健康時一樣自由活動，復健過程少女非常積極，但是隨著治療時間拉長，沒有達到預期的效果，在一次在治療結束後，詢問是不是治療的方向錯誤，經過幾次的溝通與復健的嘗試，最後終於達成共識，接受目前現有的功能，想辦法以獨立生活、工作為目標，個案的進步也越來越明顯可見。

郭醫師與孩童的關係建立，看了著實感動，像是為了孩子們舉辦圖畫活動、繪本活動，未來還有二手玩具的捐贈活動，都讓孩童不排斥、開心的就醫，提升醫療品質，也能讓患者的家屬、親友更積極、正向的陪伴小孩面對疾病。我本身是四個小孩子的父親，平時擔任學校的教授和處理相關的事情，生活非常忙碌，所幸有讀到這本書，讓我重新看待與孩子們的相處。我希望，這本書能夠對任何不管是對於兒童特發性關節炎有興趣的人，或是因為孩童生病就醫而苦惱的家長們有所幫助。

郭金池

高雄市教育局前副局長

培養孩子的健康生活習慣，奠定健康活到老的基礎

孩子是父母的心肝寶貝，父母都望子成龍，望女成鳳，無不費盡心思養育栽培，但是天總不從人願，人生無常，世事多變，天有不測風雲，人有旦夕禍福，原來健康活潑的孩子，有一天不能走路了，而且越來越嚴重，甚至要坐輪椅，到處求醫，卻檢查不出原因，不知如何治療才有效，兒童特發性關節炎悄悄的找上心愛的孩子。

還好，長庚醫院的郭和昌醫師是這科的專業醫師，只要對症下藥就可以解除孩子的病痛，郭醫師仁心仁術、待病如親，耐心的向家長說明病情及治療方式時程，讓家長瞭解兒童特發性關節炎的症狀，治療會產生的副作用以及如何因應，讓家長安心；郭醫師耐心的鼓勵孩子勇敢面對病痛，做好心理建設並接受病痛，陪孩子共同對抗病魔，迎接健康回復正常行動的日子。

父母親最辛苦了，看到孩子受到病痛折磨內心備受煎熬，家長及老師們應該為孩子進行生命教育，讓孩子學習人生的無常及生老病死，勇敢堅強的接受和面對病痛，更不要怕人知道，這樣就可以早日接受正確的治療。

孩子回學校上課時因為行動不方便需要使用電梯，要請導師幫忙申請，學校都會協助；需要老師特別處理的方面，也要透過導師、學校護理師和任課老師溝通，導師及學校輔導室要對患者做心理諮商輔導，也要對該班做生命教育的團體輔導，讓該班的同學認識兒童特發性關節炎的醫療知識來培養同理心，協助患者共同學習，就不會發生被同學欺負的問題，如果患者心理問題比較嚴重，輔導室無法處理，可以轉介到教育局心理諮商輔導中心，讓專家對患者做心理諮商，解決患者的心理障礙提高治療效果。

郭醫師教家長認識兒童特發性關節炎，十六歲以下的孩子關節看起來發紅腫脹，摸起來燙燙的，經常喊痛，持續六週，經兒童骨科、兒童感染科、兒童血液腫瘤科醫生看診，排除外傷、感染、腫瘤後，最後看兒童過敏免疫風濕科，就可以診斷孩子患了兒童特發性關節炎，治療的藥物有消炎止痛藥、抗風濕藥、標靶藥物的生物治劑、關節內注射類固醇等，只要耐心的接受治療，都可以得到很好的結果。

患者的父母剛開始都不能接受，為什麼自己的孩子會罹患兒童特發性關節炎，人體有自癒力、免疫力、抵抗力，身體狀況好的時候，就能抵抗病毒、細菌、癌細胞的攻擊，身體狀況差的時侯，抵抗力弱，就會患病，或輕或重，因應之道就是要重視健康，學習健康的知識，養成健康的生活習慣，打好健康的基礎。美國首席胃腸科醫師新谷弘實，提倡不生病的生活，他一九三五年出生，十九歲時感冒一次後，到現在從沒生病過，他的患者三十幾萬人，接受他的指導，過著不生病的生活，不生病的生活健康法包含：健康均衡正確的飲食、喝好的水、正確的排泄、正確的呼吸、適度的運動、良好的睡眠與休息，保持笑容感受幸福，每個人平常就可以容易的做到；國內楊定一博士著作《真原醫》，推廣預防醫學引起廣大的迴響，包括飲食、運動、呼吸、思想與情緒管理。

孩子的健康比學業成績重要，若父母也都重視健康，學校老師就會重視健康教育，

教導學生健康知能，共同培養孩子的健康生活習慣，希望每個人都能過著健康人生，健康活到老～

陳肇隆

國際換肝權威・亞洲換肝之父
高雄長庚紀念醫院名譽院長

郭和昌醫師是高雄長庚醫院兒童內科部教授級主治醫師，是國內少數專門研究川崎症的國際級專家，也連續二年入選美國史丹福大學公告之「全球前 2% 頂尖科學家榜單（World's Top 2% Scientists）」。

在兒童風濕病專科領域近二十年的臨床經驗，接觸了許多關節炎的案例，他有感於兒童特發性關節炎不易正確診斷，往往錯過治療的黃金期，導致關節病變的遺憾，也為了避免家長面對孩子接受不當投藥及治療與同儕排擠的慘痛經驗，將自己在行醫過程中累積的臨床病童真實故事案例及得到的知識與經驗和更多人分享，並給予專業建議，定能嘉惠許多病患。

郭和昌醫師的愛心和熱心得到許多病友的迴響和愛戴，他視病猶親的醫師風範，教人敬佩，做為高雄長庚紀念醫院名譽院長我深以他為榮。

焦富勇
陝西省人民醫院兒童病院名譽院長
上海合作組織醫院合作聯盟 國際醫學交流中心負責人
中亞國家兒科醫學合作聯盟（籌）負責人

兒童特發性關節炎（Juvenile Rheumatoid Arthritis）是兒童時期常見的風濕性疾病，以慢性關節滑膜炎為主要特徵，伴全身多臟器功能損害。是嚴重影響小兒身心健康的一種疾病。二〇〇一年國際風濕病學會聯盟（ILAR）兒科常委專家會議將「兒童時期（十六歲以下）不明原因關節腫脹、疼痛持續六週以上者」，命名為幼年特發性關節炎。該病病因至今尚不明確，可能與感染、遺傳、免疫學因素有關。該病病情複雜且持續時間較長，是小兒時期致殘或致盲的重要原因，對患兒及家長造成很大的影響和傷害。至今仍然面臨許多挑戰。例如病因影響和發病機制研究、併發症和重症病例的治療等等。

郭和昌醫師年富力強，聰明過人，善於研究總結，探索創新，在國際上頗有影響力。該書淺顯易懂、圖文並茂，像一個導遊一樣將我們一步一步引向幼年特發性關節炎的故事當中，揭開了該病的神祕面紗，對醫護人員的診斷治療和研究，以及對父母家長的家庭照護都具有十分重要的影響和指導作用。郭和昌醫師不畏艱難，努力鑽研，致力這個疾病多年，將臨床經驗與理論研究很好地結合起來，在工作之餘編寫該書對醫學及患兒和家長是一大貢獻。這本書對特發性關節炎的診治與真實案例分享，堪稱兒童醫學界的精華。

楊崑德

馬偕兒童醫院兒童醫學研究部主任／陽明交通大學臨醫所兼任教授
國防醫學院微免所兼任教授／前高雄長庚醫院副院長
前台灣過敏氣喘暨臨床免疫學會理事長

郭和昌醫師致力於兒童免疫與風溼性疾病防治已經近二十年的時間，特別是容易血管炎的川崎症和類風濕性關節炎的臨床醫療與其致病機轉研究，本人很榮幸有機會指導其臨床醫療的發展，以及其博士論文的研究擔任指導教授。

在過程中我發現郭醫師是一個非常用心與細心的臨床醫師，對不同的免疫和風濕病兒童的疾病嚴重度，可以整理歸納出差異點，並且嘗試研究發表學術心得！在其二十年的臨床經驗已診治超過五百名以上的關節炎病童，其中有許多相當感人肺腑的親身經歷真實故事，郭醫師在這一本書中將這些故事編輯成冊，希望更多的家長能夠認識這一個會影響孩子與家庭的兒童類風濕性關節炎。也用了非常深入淺出的方式介紹類風濕性關節炎這個疾病的診斷方式、口服藥物及最新的生物製劑，讓家長與孩子們對這個自體免疫疾病可以認識，也知道如何面對及與疾病共存之道。

對於郭醫師能夠深入研究，提出淺顯易懂的知識分享的成果和熱誠，很是感佩！身為郭醫師的指導教授誠心的推薦這本書給各位家長與兒童，希望家有風溼病的兒童都能從書中快速習得正確診斷和精準治療，免於關節炎之苦。

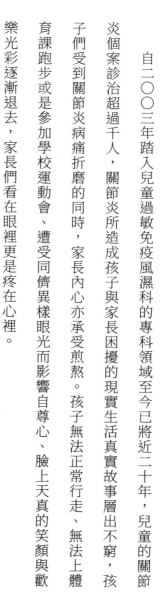

作者序

自二〇〇三年踏入兒童過敏免疫風濕科的專科領域至今已將近二十年，兒童的關節炎個案診治超過千人，關節炎所造成孩子與家長困擾的現實生活真實故事層出不窮，孩子們受到關節炎病痛折磨的同時，家長內心亦承受煎熬。孩子無法正常行走、無法上體育課跑步或是參加學校運動會、遭受同儕異樣眼光而影響自尊心、臉上天真的笑顏與歡樂光彩逐漸退去，家長們看在眼裡更是疼在心裡。

身為專科醫師，致力於推廣認識孩子的關節痛是責無旁貸的使命。二〇二〇年出版親子共讀繪本《天使的禮物：兒童特發性關節炎——教育繪本》，以簡單易懂科普文字來介紹疾病相關資訊，讓家長瞭解相關醫療常識也可以解答孩子在繪本中遇到的疑問。繪本的故事內容是由麗文文化事業機構林敏怡專員藉由親自面對面訪談十多位關節炎病患與家屬所構思完成。架構完成的故事再與抗癌藝術家張椀晴（阿布布思義／阿布）來討論每一情節之繪圖細節。教育繪本得到非常大的迴響，訪談過程中我們發現這些關節炎孩子的經歷與家長們照顧的心情非常值得分享給大家，因此我們規劃這一本用生命來寫故事的兒童特發性關節炎故事集，也包含常見關節痛的因應之道與特異性關節炎的診斷與治療介紹。

我們衷心期望所有的孩子健康長大，家長們對孩子的關節痛處理可以得心應手，孩子關節炎的苦痛迎刃而解，天真的歡笑再度出現在臉龐。

二〇二二年　仲秋
新冠肺炎即將解隔之際
郭和昌　醫師
於高雄長庚醫院川崎症中心

目次

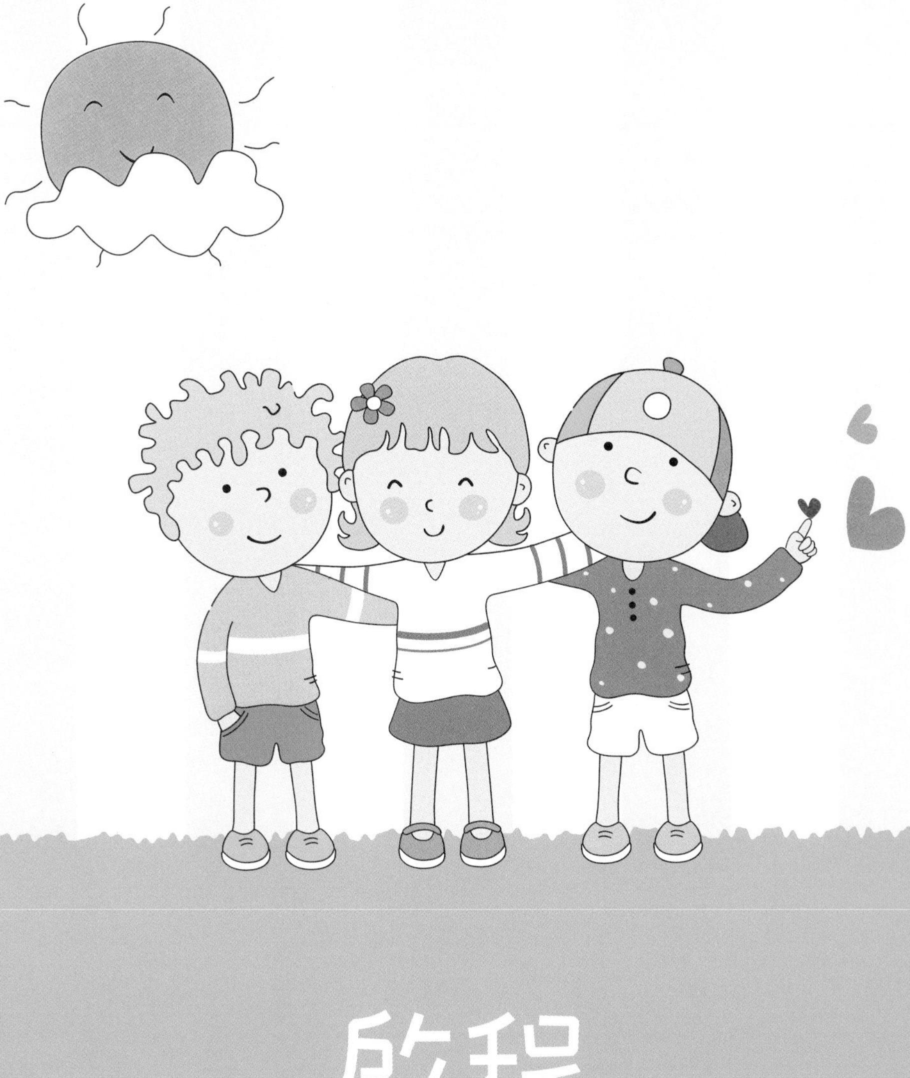

啟程

十則名為人生的真實旅程，這些孩子們與家人的親身經歷是「人生」，也是非常值得我們關注的「旅程」。

郭醫師以超過二十年臨床的經歷，將兒童關節炎做完整的介紹，透過感人的故事讓家長、學校老師與同學們都可以對兒童特發性關節炎有更多的認識與體諒。

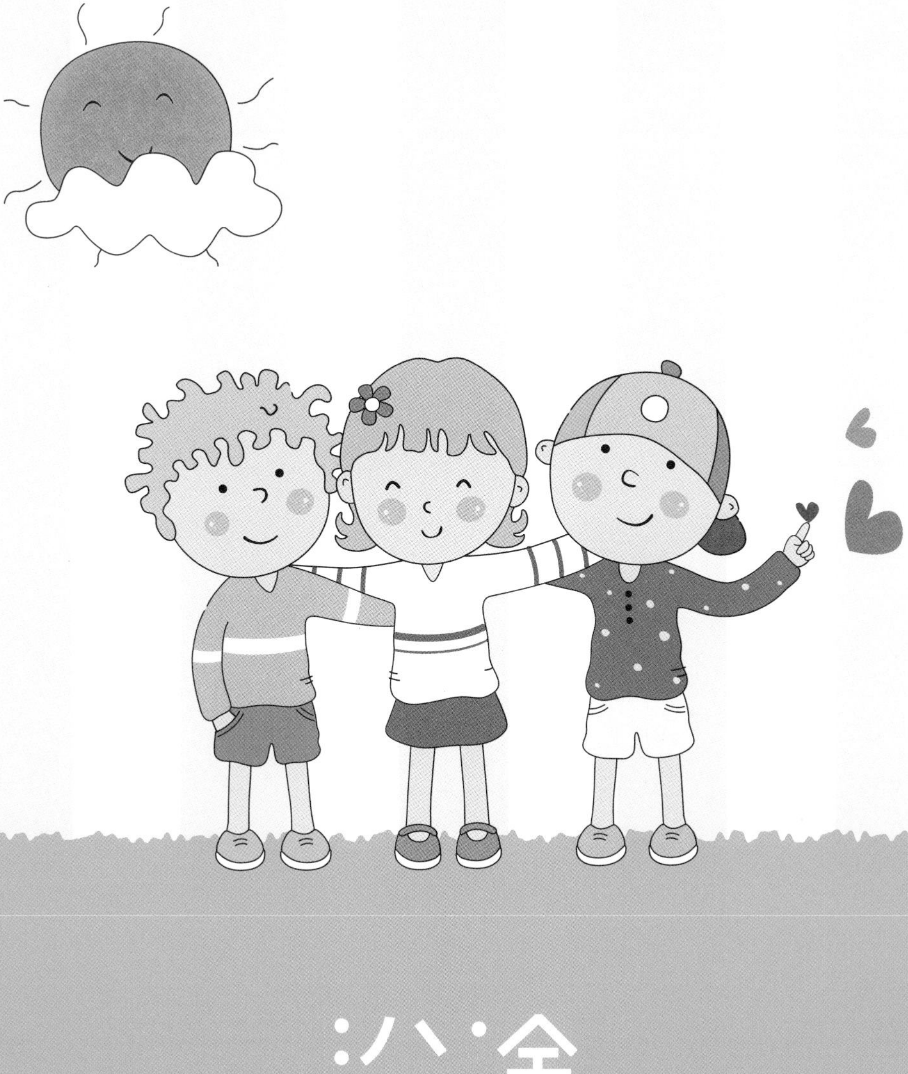

沿途

01

暖心的愛，伴孩子走過疾病的苦難

從未聽聞過兒童特發性關節炎，
家族中也沒有人罹患這個疾病，
但既然罹病了，
全家人抱持著面對、接受的信念，
並相信臺灣的醫療專業！

成長於一個再平凡不過的雙薪家庭的小杰（化名）目前就讀小學五年級，而姐姐則是正值青春期的國中生。小杰的爸爸媽媽平時忙於工作，但只要遇到假日，都會帶小杰和姊姊到國內外各處旅遊。

新冠肺炎疫情爆發前，爸爸經常會帶小杰去練習游泳，小杰現在已經是快要到達第五級程度的高手了！此外，小杰也很喜歡閱讀各類漫畫書，像是同學之間討論度極高的《鬼滅之刃》，或者是蘊含豐富理化知識的《科學實驗王》、《科學發明王》等等，而手機遊戲、甜食，小杰也都很喜歡。

爸爸認為，只要不影響孩子們的視力和學業，都不會反對或阻止孩子們的興趣。畢竟同儕間也會討論、分享，一味禁止孩子使用手機、看漫畫，只會造成反效果。小杰的爸爸甚至還上網訂購《屁屁偵探》、《怪傑佐羅力》這類寓教於樂的圖文書給孩子們，也會和孩子討論書中陌生的詞彙。

從發病到確診的過程

二〇二一年五月 COVID-19 疫情爆發，迎來第一波全臺學校、補習班停課，由於小杰的爸爸媽媽都需要上班，因此安排小杰與姊姊住到阿嬤家。阿嬤本身具有護理背景，當小杰向阿嬤反映腳會疼痛時，阿嬤就及時帶小杰到復健科檢查。但腳痛遲遲未見好轉，在復健科也找不到病因，於是轉到高雄長庚醫院兒童外科檢查。但兒童外科醫師窮盡各種方法，甚至做了核磁共振（MRI），還是未果。後來在兒童外科醫師建議下，轉診至兒童過敏氣喘風濕科，請郭醫師診斷治療，並確診為兒童特發性關節炎。

小杰的爸爸比較務實，認為既然醫師已經診斷出原因，就好好的面對這個疾病；但小杰的媽媽一開始很不能接受為什麼自己的孩子會罹患兒童特發性關節炎，慢慢地才逐漸釋懷，並陪著小杰一起對抗病魔。

小杰的治療以西醫為主，即使過程中小杰的媽媽想嘗試中醫療法，但因為深信郭醫師的專業，也認為醫病關係就是要互相信任，所以在郭醫師的許可下，一直以來都是以郭醫師的治療為首選，並輔以中醫幫小杰調養身體。

對兒童特發性關節炎的認知與轉變

過去小杰的家人從未聽聞過兒童特發性關節炎，家族中也沒有人罹患這個疾病，但既然罹病了，全家人抱持著去面對、去接受的信念，並相信臺灣的醫療專業！

治療過程中，小杰的媽媽不斷上網查找相關資料，包含比對兒童外科的診斷、以及治療的成效，或者想盡辦法訂購保養品、加強小杰的食補等等，就是希望小杰可以盡快康復。

小杰罹病後，家庭生活有非常大的轉變，也因此經常會因為一些小細節，家人間就會出現不愉快。例如看中醫，小杰的媽媽尋遍各知名中醫診所，光是候診就要等上很久的時間，甚至還要特別向公司請假，這時候就會產生摩擦。又或者在飲食上，小杰的父母希望孩子可以均衡飲食，但畢竟小孩的口味難以掌握，遇到挑食的狀況，就難免發生衝突。但這些都是希望小杰可以自己強壯起來，身體變好了，腳就跟著好起來。

兒童特發性關節炎一開始讓小杰痛到無法走路，早上還會有晨僵的現象。隨著病情好轉，只要小杰沒有其他特殊狀況，就會到校上課，畢竟在家待著對病情並沒有幫助，而且小杰也喜歡上學、希望上學。所以，即便讓小杰參與學校生活的過程中有很多細節需要溝通協調，小杰的父母即使再辛苦也一一克服。

治療過程中免不了需要服用藥物與施打針劑，一開始真的困難重重。特別是其中有一顆藥丸很大，而且不能切開服用，必須整顆吞服，但硬逼小杰吞藥，若造成陰影，恐怕會影響後續治療。於是小杰的爸爸慢慢摸索出讓小杰順利服藥的方法，那就是先讓小杰吃香甜順口的冰淇淋，再搭配上好看的 YouTube 影片，在輕鬆愉悅的氛圍下吃藥就變得很順利。因為疫情關係，針劑的部分就由爸爸親自施打，雖然打針的技巧還是很生疏，但熟能生巧，而且施打過程中讓小杰觀看喜歡的影片，也就順利完成了。

顧及每個孩子的情緒

自從小杰罹病，父母親投注了更多的時間和心力在小杰身上，使得小杰的姊姊覺得爸媽偏心。其實很難去要求小孩要有同理心，做父母的只能盡量做到公平，不要讓孩子覺得有差別待遇，畢竟這是感受上的問題，而姊弟之間難免也會發生衝突，有時候一爆發，甚至還會翻舊帳，這種情況就要特別注意。像是之前姊弟倆玩電玩產生爭執，即使兩個孩子都處罰，但姊姊還是會覺得爸媽偏袒弟弟，而造成後續嚴重的摩擦。當孩子逐漸長大，有自己的想法，身為父母在這種情況下，也只能盡量溝通，讓孩子理解。

因病而來的挑戰

小杰確診兒童特發性關節炎時，剛好換了代課老師，由於發病初期小杰沒辦法走到教室，於是詢問老師能否申請電梯，但申請過程困難重重，可能是在溝通聯繫上沒有做好。直到正式老師回來，並且對小杰的疾病做了功課，後續申請各種協助都變得相當順利。

讓小杰爸爸印象深刻的還有體育課。由於要進行學期的評分，每個學生都必須要進行跑步接力測驗，小杰雖然腳不方便，但手還是可以做出接棒的動作，可是小杰覺得自己又不是在跑步，為什麼要接棒？進而造成師生之間的小衝突。後來小杰和爸爸在家練習，也尋求補考的機會，小杰的爸爸認為這是孩子要自己去克服的，他不會責怪體育老師，畢竟不是每個老師都會經歷這樣的事情。

另外，治療過程中小杰同時也服用中藥，在學校時就怕同學好奇、比較，覺得自己是不是跟別人不一樣？當時級任老師就主動提出自己也有在吃中藥，邀請小杰帶著中藥到辦公室一起吃。而有時候小杰早上晨僵，痛到會有情緒，老師也會仔細觀察小杰的狀況，並特別交代小杰的幾個好朋友，下課時多帶小杰出去玩。其實真的很感謝這位老師的用心！升上高年級後，本來希望請學校把小杰和好朋友們編在同一班，但後來決定依照學校的安排，讓小杰自己克服未來在學校生活可能面對的困難，因為人生也是一樣，很多狀況不是自己可以安排與掌握的，必須靠自己去面對。

心境上的轉變

面對確診、治療，這一路上的心境轉變不是一天、兩天，而是漸進式的，小杰一家人都希望能夠盡快恢復以往的生活，目前採取與疾病共存，若是能擊敗疾病更好！不然就是共存成長。

郭醫師過去曾出版關於兒童特發性關節炎的繪本《天使的禮物：兒童特發性關節炎——教育繪本》，小杰會和爸爸媽媽一起閱讀，透過繪本，更加瞭解自己的身體。而這次參與《兒童特發性關節炎——十則名為人生的真實旅程》一書的訪問，小杰的父母覺得非常有意義，也希望透過這本書讓其他病友更加瞭解抵抗病魔的心路歷程。

多年前小杰一家曾到北海道遊玩，那是個非常美好的回憶，未來疫情結束後，一定還會再訪！目前小杰的治療狀況良好，只要不是過於劇烈的運動，其實小杰看起來就像其他正常的孩子一樣，所以小杰的父母也開始安排每年十月都一定會去的墾丁滿州賞灰面驚行程！

人生有很多課題，上天讓小杰一家人面臨到這個課題，他們決定正向面對。當然每個人都不完美，遇到的時候也許會充滿負面情緒，但保持正向的心態，跟家人、跟孩子溝通，一起去面對。只要相信臺灣醫療體系，持續治療一定會戰勝病魔。也要對自己有信心，雖然過程並不輕鬆，但只要一步一步去解決，就會看到未來！

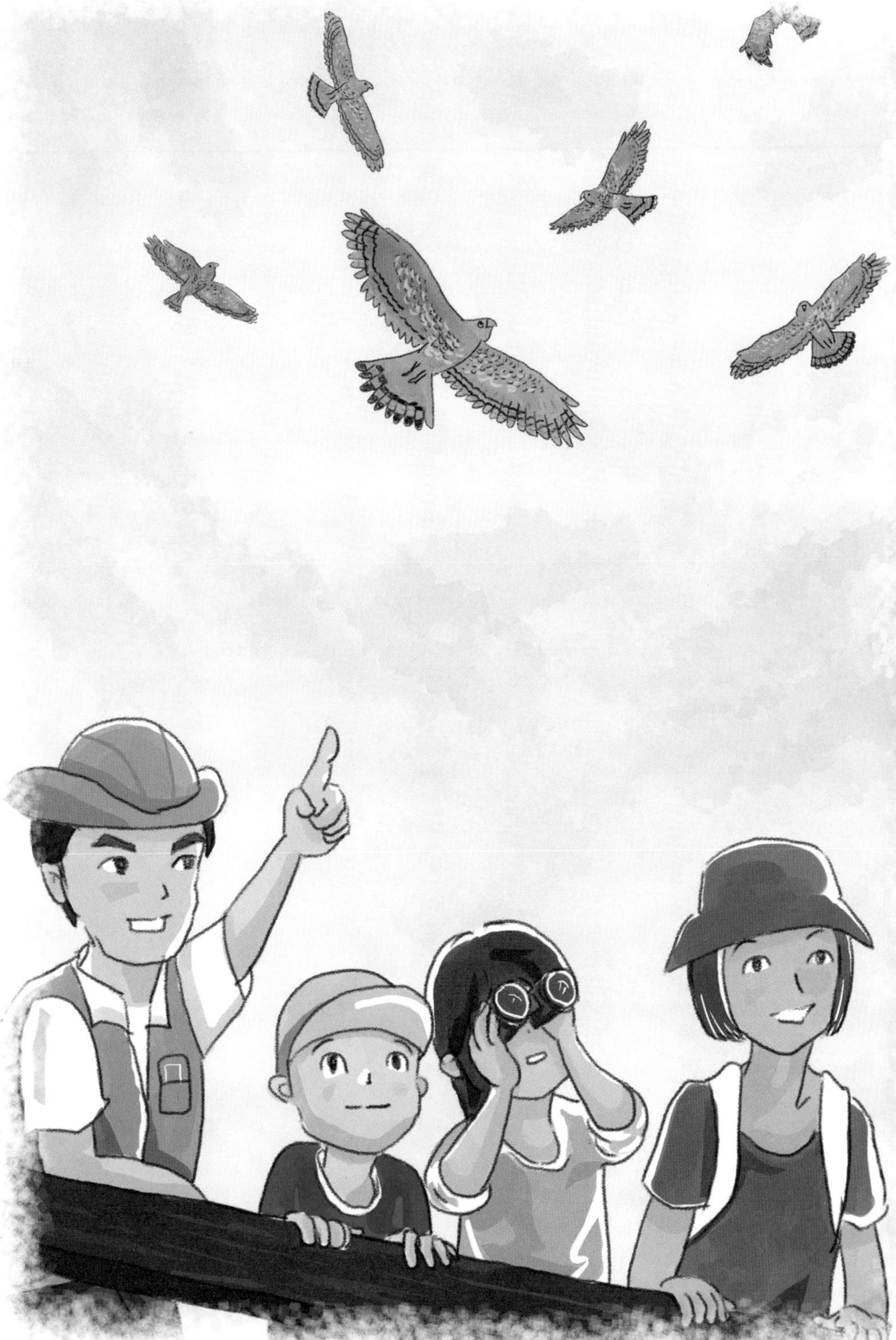

02

即使放棄了棒球夢，未來仍有無限可能

安安最喜歡的運動就是打棒球，
因為罹患了兒童特發性關節炎
而不得不放棄這項喜愛的運動。
治療過程雖然辛苦，
平常心面對才能走得更長久。

今年（二〇二二年）十五歲的安安（化名）最喜歡的運動就是打棒球，但因為罹患了兒童特發性關節炎而不得不放棄這項喜愛的運動。

發病的時候安安才國小五年級，當時走路一跛一跛，還以為是生長痛，到骨科檢查各項數值都很正常，後來醫師說可能是僵直性脊椎炎，必須請風濕免疫科的醫師開立藥物服用，所以當時便轉診到高雄長庚醫院的兒童過敏氣喘風濕科。從國小六年級開始讓郭醫師治療，至今也差不多三、四年的時間。

確診之前，安安一家人完全沒聽過兒童特發性關節炎，以為關節炎都是好發於年長者。郭醫師說，現在大概一百個人裡頭就會有一個人出現這個症狀，安安的症狀還算輕微，只有腳腫，配合打針、服藥狀況就會有所改善，聽說有些患者嚴重到甚至無法下床走路。

罹患兒童特發性關節炎的原因至今仍然不明，即便家族中沒有人罹病，還是有患病的風險。安安曾經覺得自己為什麼這麼倒楣？年紀輕輕就遇到了這種事情，每天還必須

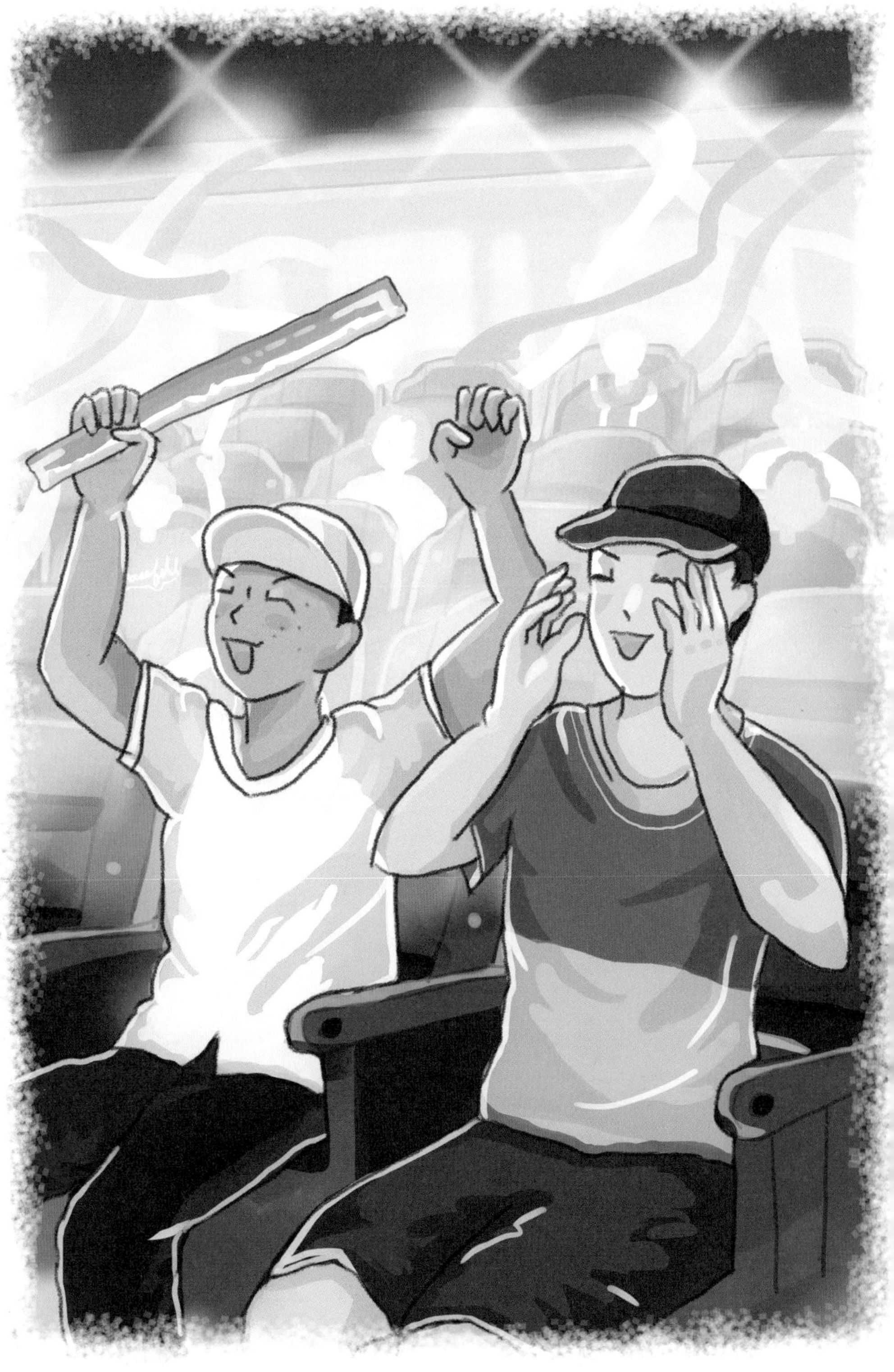

服用五、六顆藥物，有時候甚至要吃更多！但即便如此，安安現在覺得只要腳穩定不再疼痛就好，過一天是一天，其實也沒有想太多。

因為喜歡棒球，安安在國小六年級時加入了棒球隊，就算當時腳痛不舒服，還是硬撐著參加訓練和比賽，有時練習結束回到家，都想著「算了，不要打了」！雖然教練說腳痛不舒服休息沒關係，但當自己坐在休息區沒有跟著隊友一起跑步時，隊友們會怎麼想？即使撐過了國小棒球隊的練習，升上了國中，訓練的強度更強，身體恐怕也撐不住吧！所以安安只好放棄了棒球夢。眼下，安安只希望好好讀完高中，將學校教的專業技術學好，再來好好規劃大學的生活。

未來，安安希望可以到美國欣賞一場 MLB，如果可以拿到簽名球就太棒了！雖然治療過程辛苦，但安安盡量讓自己放輕鬆，走一步算一步，不要讓自己過於勞累，平常心面對才能走得更長久。

03

一筆一畫描繪出
未來的藍圖

罹患兒童特發性關節炎的阿信，
情緒變得非常暴躁，
在同樣罹病的父親身上
學到了怎麼維持健康的身體，
開始與疾病共存。

即將升上高二的阿信（化名），最喜歡畫戰車、戰艦的設計圖，透過畫筆，阿信將腦袋瓜裡源源不絕的靈感一一繪製出來。除了繪圖，阿信平時也會騎腳踏車、游泳，過去還曾經是游泳隊的健將呢！但因為罹患了兒童特發性關節炎而不得不中止游泳的訓練。

與疾病共存

最早發現身體異樣，是在就讀國中一年級時跑步發現左腳膝蓋疼痛，剛開始並不以為意，但隨著疼痛惡化，連上下床都成了問題。當初找了按摩師傅，按一按疼痛處後舒緩許多，但後來連右腳也開始痛了起來，雖然找師傅按摩有助於舒緩，可是疼痛依舊不時發作。直到國二怎麼按摩都沒有用時，父親才帶著阿信前往診所檢查。當時父親猜想是不是跟自己所罹患的類風溼性關節炎有關？

因此，阿信的父親帶著懷疑且擔憂的心情來到高雄長庚醫院，由於阿信年紀尚輕，就找到了兒童過敏氣喘風濕科的郭醫師。經過一連串的檢查，阿信確實罹患了跟父親一模一樣的病症。

確診時，阿信很震撼，不敢相信自己會罹患兒童特發性關節炎，一想到可能會跟父親一樣走路一跛一跛的，心裡就非常失落。也開始責怪是不是祖先做了什麼壞事，才會報應在自己身上，情緒變得非常暴躁！當時父親慢慢開導阿信，再怎麼生氣也於事無補，必須面對現實，接受自己的病痛。隔了一段時間，阿信逐漸釋懷，也從爸爸身上學到了怎麼保持健康的身體，像是多運動，例如游泳、騎腳踏車，所以當阿信找到了排除疼痛的方式後，就開始與疾病共存。

師長與同學的同理

一直很熱愛運動的阿信，即使罹患了兒童特發性關節炎，也因為礙於面子，而硬著頭皮跑步。其實阿信很不喜歡談論自己的病情，擔心同學會嘲笑自己。但當老師向同學說明阿信的病況後，同學不僅沒有嘲笑他，還很關心他的狀況。有時候阿信想去跑步，同學還會制止他，甚至幫忙腿還痛著的阿信，扶著他或是把他擡起來玩成一片。

記得國一阿信因為不曉得自己罹病，還代表班上參加一千六百公尺的比賽，沒想到阿信還跑不到一千公尺腿部便使不上力，幾乎是硬撐著跑完全程，相當痛苦！當下阿信心想「好後悔，早知道就跟老師說自己腿痛的狀況了」，抵達終點時，阿信直接撲倒在紅土跑道上，不但腿部疼痛不已，連心臟也好痛！甚至還被校護警告不可以再跑步了！

樂觀面對

對阿信的母親而言，家中三人已經有兩個人生病，她只希望家中每個成員都可以好好的、健健康康的，不要再有什麼病痛、痛苦，這就是她最大的心願。而且太多人對兒童特發性關節炎並不瞭解，經常疏忽初期的病徵，也會誤解只有年長者才會罹病，因此希望透過自身的經驗與分享，讓更多人知道這個疾病。

阿信認為，面對疾病一定要樂觀，千萬不要胡思亂想，現代的醫療科技相當進步，把心情調適好，乖乖遵照醫囑，即使罹病也可以跟正常人一樣活動。

未來阿信想要進入造船業，但因為疾病的關係，父親建議阿信可以選擇比較靜態的工作，例如設計類、辦公室業務等等。但因為設計會需要用到電繪，可能會耗損視力，阿信與父親還因為這個原因鬧了家庭革命。所幸，到了高中，阿信的視力逐漸穩定，便一直畫設計圖，並增進自己機械相關的專業知能，希望未來進入造船業後，可以設計出獨特的產品，或者是讓使用者更加方便的設計！

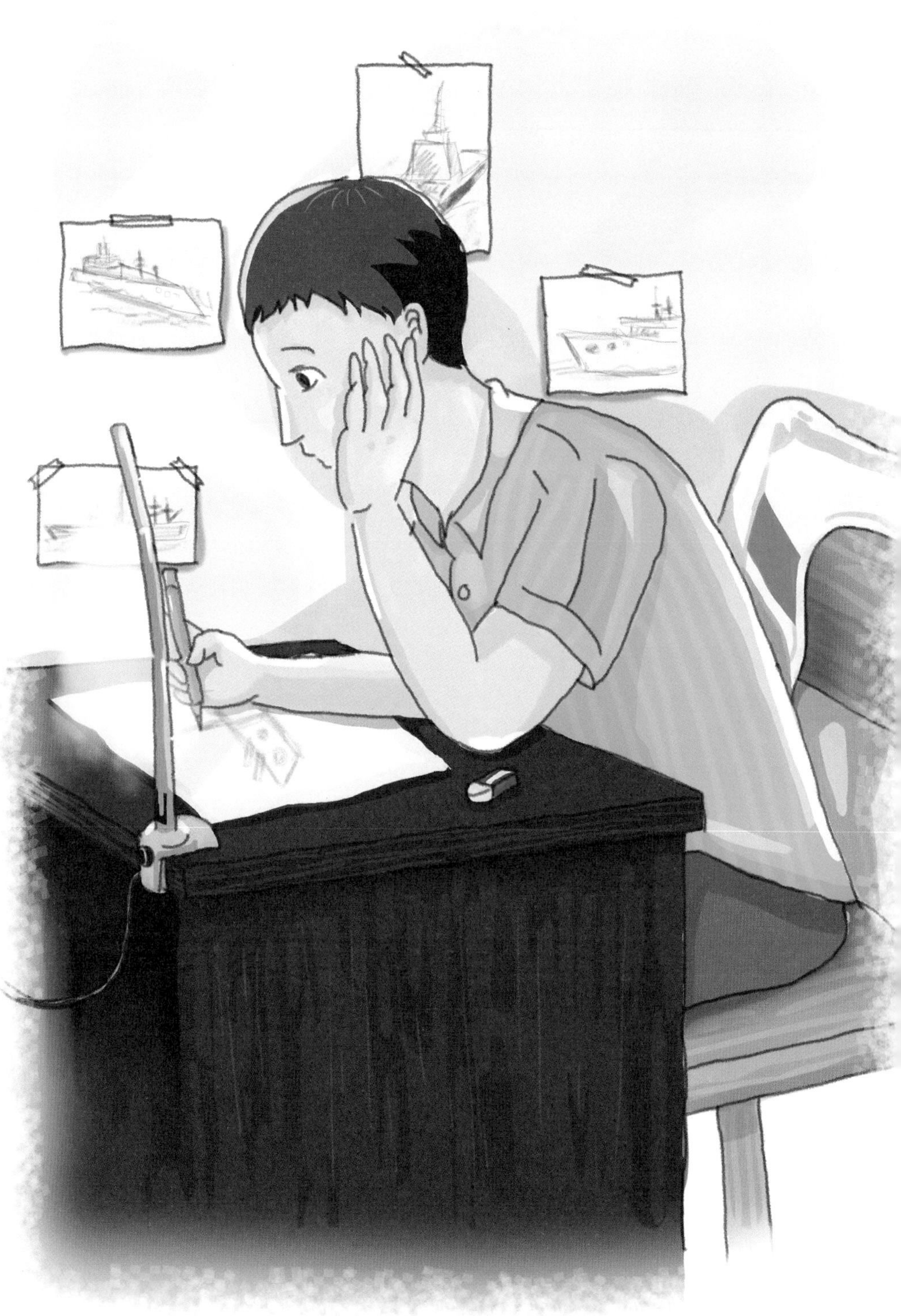

04

對異常症狀保持警覺，才能早期發現早期治療

隨著時代進步，
很多本來就存在的疾病我們會慢慢地瞭解，
只要有症狀一定要尋求專業醫師，
早期治療就會比較快獲得改善，
很多以往被視為難以治療的疾病，
也會因醫療技術的演進
而有更好的治療成效！

即將成為大學新鮮人的恩恩（化名）平時最喜歡跳舞，因為對大眾傳播很感興趣，填寫志願時便選擇了廣播電視電影相關學系。

在國小三年級某天，恩恩突然覺得右手中指的關節相當疼痛，而且還有點腫脹，當時便到住家附近的骨科診所檢查，骨科醫師研判可能是小朋友玩耍時不小心扭傷或擠壓導致疼痛，便開了止痛藥以及貼布給恩恩，雖然貼了貼布感覺舒緩許多，但關節的疼痛腫脹卻還是反覆發作。

警覺心高的恩恩父親覺得不太對勁，便轉往鄰近的醫院骨科做進一步檢查，醫師表示可以打玻尿酸潤滑，但恩恩的父親覺得小小年紀的孩子怎麼會需要呢？於是便上網查詢相關資料，這才初步認識了幼兒型的類風溼關節炎。由於恩恩在高雄長庚醫院出生，小時候的各項健康檢查都在長庚進行，資料相對完整，且長庚本身附設有兒童醫院，再加上當時看到了郭醫師的簡介和文章，就決定掛郭醫師的診，請郭醫師詳細幫恩恩檢查。不出所料，恩恩確實罹患了兒童特發性關節炎。

當時治療了約一年左右，以藥物控制為主，讓發炎指數降下來。那個時候恩恩主要是手指較為不適，以及清晨、晚睡、身體較疲憊時膝蓋會比較疼痛。當發炎指數穩定後，郭醫師表示持續觀察就可以，因此國中階段就沒有再回診和服藥，直到高一又再復發。回診後，依照之前的治療方式以服藥為主，並搭配施打生物製劑的針劑，目前症狀都很穩定。

其實身邊並沒有親友罹患兒童特發性關節炎，但因為恩恩的父親比較容易擔心、緊張孩子們的身體狀況，所以會特別注意相關資訊。例如恩恩小時候容易嘴巴破，一般人可能會覺得是因為熬夜、睡眠不足造成，但恩恩的父親卻懷疑可能是免疫系統的問題，因為恩恩的狀況真的很頻繁，甚至有一次恩恩感冒，大腿出現瘀青、紫斑症、血小板低下等問題，雖然不能證實和特發性關節炎有關，但可以知道恩恩小時候抵抗力確實比較弱。

確診為兒童特發性關節炎後，恩恩的父親非常認真地到書局查找相關資料，雖然專業內容理解有限，但也讓他有了一些基礎認知和概念。文章說只要早期可以控制好，即使無法根治，還是可以保有相當的生活品質。恩恩的父親也表示，特別慶幸活在這個年代，有藥物可以治療，也有健保可以給付，著實讓他放心許多！

求學期間，並沒有特別讓同學知道恩恩的病情，但因為要定期回診，老師都會關心並瞭解狀況，而和恩恩較好的同學就算知道了，也不會帶著異樣眼光。因為恩恩早期發現早期治療，症狀都獲得相當程度的改善，並沒有嚴重到無法上課，或需要請同學協助，恩恩的生活幾乎都可以正常度過，體育課也可以照常參與。除了打完針要自行觀察，服藥後留意是否有副作用之外，也要注意眼睛是否有虹彩炎，並固定照X光，追蹤有沒有偽陽性的肺結核。

當初恩恩確診，也曾想過是不是遺傳的問題？畢竟父母親雙方或親友都沒有這類的疾病，也擔心是不是隔代遺傳，不過轉念一想，人生就是這樣，未來醫療的發展也會越來越好，跟其他國家相比，臺灣的醫療相當令人有信心！而這次會想配合出書採訪，其

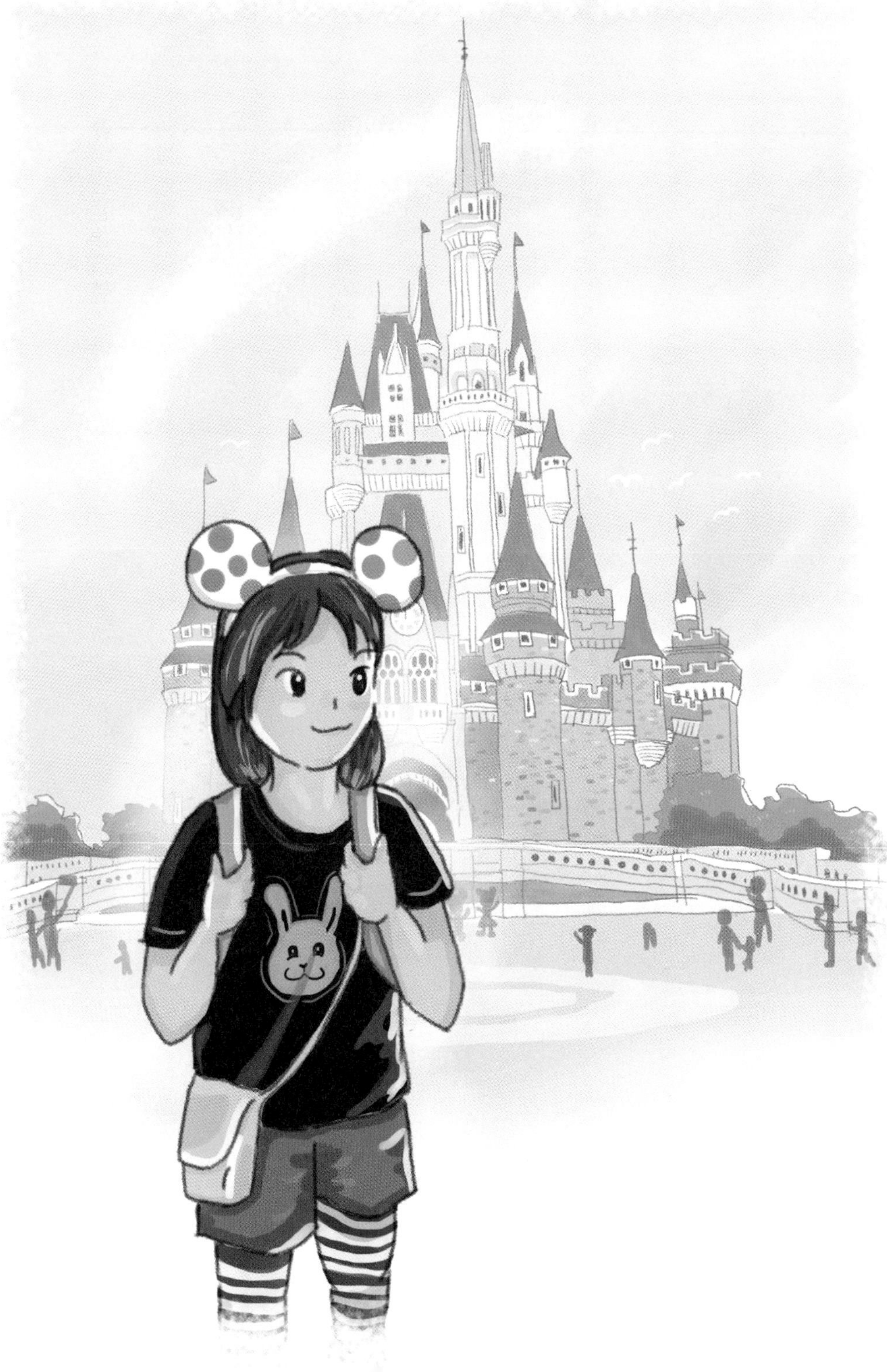

實也是因為郭醫師的專業和對患者的關心與設想，讓恩恩一家希望以自身的經驗，分享給其他患者和家屬。

隨著時代進步，很多本來就存在的疾病我們會慢慢瞭解，只要有症狀一定要尋求專業醫師，早期治療就會比較快獲得改善，而且很多以往被視為難以治療的疾病，也會因為醫療技術的演進而有更好的治療成效！

還記得恩恩很小的時候，全家人曾造訪東京迪士尼樂園。當時印象很深刻，同團最年長的團員是某大學創辦人的校長，而當時才一歲的恩恩則是年紀最輕的團員，恩恩的父親還問團員，以後恩恩長大考該所大學有沒有加分？是相當有趣且印象深刻的經驗，也盼望未來全家人能夠再一次造訪。

05

用最美的笑容
迎接未來

▼

郭醫師就像一塊浮木，

給小嫺一家人希望，未來不再茫然。

將患者視做自己的孩子，

給予最大的協助和支持，

穩定父母著急的心，

也穩定了孩子不安的情緒。

突如其來的發病過程

今年（二〇二二年）升上國三的小嫻（化名）是個內向、有耐心的孩子，手作、拼圖、摺紙都是她很喜歡的休閒活動，能夠靜下心來慢慢地完成。然而兒童特發性關節炎卻又急又快的找上了小嫻。

一切發生的很突然，去年國二時突然發作，先是手腕疼痛，且痠痛到無法出力，一開始以為是關節炎、肌腱炎，但小嫻並沒有從事任何激烈的活動，在毫無概念的狀況下，只能先去找骨科醫師進行物理治療，看看是不是挫傷造成疼痛。期間回診了三次，醫師推測可能只是發炎，開藥並做了物理治療後稍有緩解，但這時候疼痛卻轉移到了腿部。當時小嫻的父母只覺得奇怪，明明沒有跌倒和撞傷，為什麼連腿部也疼痛起來？而且患部幾乎都在淋巴、關節的周邊。後來疼痛加劇，小嫻痛到連睡也睡不好，即使服用了止痛藥，再加上冰敷、熱敷，也無法緩解疼痛。

後來骨科醫師建議轉院檢查，可是在沒有任何頭緒的情況下，小嫻的父母只能先帶她到附近醫院掛號並抽血檢查，期間服用的止痛藥一點幫助也沒有，針對紅斑性狼瘡等項目做的檢查結果一切都正常，唯一的問題就是發炎指數非常高，醫師判斷可能是類風濕性關節炎引發的不適，但光看發炎指數，小嫻的媽媽沒辦法接受自己的孩子罹患類風溼性關節炎。

當時每隔兩週小嫻就必須抽血檢查發炎指數，即使服藥控制，發炎指數的變化也都非常微小，過程其實很折騰，既得不到答案，也找不到原因。小嫻的父母除了上網搜尋資料，也拜託家人幫忙打聽。後來小嫻阿姨認識的醫護人員推薦可以找高雄長庚醫院的郭醫師，因為郭醫師在兒童免疫方面可說是權威，於是小嫻的媽媽將所有就診資料以及各項檢查照片都準備齊全，帶著小嫻前往長庚請郭醫師檢查。

良醫如同一塊浮木

經過檢查，郭醫師研判小嫻的病症與幼兒型免疫力有關，而長期發炎指數偏高可能是因為相關基因被誘發，這一些基因原本一直都是跟小嫻和平共處，後來因為某種環境或是外來的因素被誘發而顯現出來。在確定是兒童特發性關節炎後，郭醫師也給了小嫻明確的治療方向，包含初期的治療方式、發炎指數下降後又會怎麼做、服用哪些藥物等等，以及如果沒有辦法達成治療目標，又應該怎麼做，郭醫師就像是一塊浮木，給了小嫻一家人希望，未來不再茫然。治療期間，只要有疑慮，郭醫師都會很有耐心的解釋，例如某某指數的意思，為什麼它會呈現現在的數據，數據的變化可能是什麼原因引起。透過郭醫師的說明，小嫻的母親可以很明確的知道治療方式，並配合郭醫師的治療方案，幫助小嫻走過這一段辛苦的治療過程。

配合治療，小嫻前期發炎指數已經下降許多，不過指數還是起起伏伏，郭醫師表示，藥物有部分可能已經對小嫻起不了作用，建議可以使用生物製劑。小嫻的母親聽聞後心想：使用生物製劑會不會破壞身體原本的免疫力？或是影響小嫻未來身體的發展？知道了小嫻母親心中的疑慮後，郭醫師詳細地說明使用生物製劑可以避免四肢骨骼被侵蝕，目前的藥物對小嫻的發炎指數而言效果有限，若使用生物製劑會有較好的治療效果，而且也會觀察用藥的狀況，調整小嫻的用藥量。

果然，在搭配使用生物製劑後，小嫻的發炎藥、消炎藥、類固醇都停了，而且過程中小嫻並沒有不舒服，甚至現在小嫻比較能夠蹲下，關節也更加有力氣，很明顯感覺到變化。

在治療過程中，郭醫師把小嫻當作自己的孩子，很溫柔、很有耐心，並且很細心地詢問小嫻身體狀況。即便只是短短幾分鐘的看診時間，也能夠深刻感受到郭醫師的用心，所以小嫻的心情也一直很穩定。

不管罹患什麼疾病，能夠遇到投緣、給予明確幫助的醫師真的很幸運，郭醫師就像小嫻一家的貴人，讓他們知道兒童特發性關節炎的歷程，以及正確的處置方式。

家人的陪伴

過去總以為只有成年人才會有風濕免疫力的問題，難以想像有這麼多年幼的孩子罹患這樣的病症。小嫻的父親當初得知小嫻罹病時，心情真的是跌落谷底，好像沒有了希望，但他沒有放棄，找了很多資料並和小嫻的媽媽討論，彼此打氣互相安撫，同時也因為郭醫師的協助，讓小嫻一家擁有明確的方向。有了穩定的心，再搭配上郭醫師安排的療程，對小嫻的病情來說更有幫助！

正值高二的哥哥，剛好是課業最繁重的時候，但小嫻的媽媽耐心向哥哥說明小嫻的病情，希望他能夠體諒妹妹的狀況，並盡量主動幫忙妹妹。小嫻的哥哥雖然也是比較內斂的孩子，但是對於罹病的妹妹，卻也是默默關心，不讓父母擔憂。

剛開始小嫻的媽媽並沒有跟任何親友講述小嫻的病情，直到轉院後，才發覺家人的支持非常重要。當初小嫻的阿姨幫忙很多，包含如何和醫師溝通，以便讓醫師更好去掌握小嫻的狀況，而其他親友則是陪伴小嫻，很正常的和小嫻互動，不會刻意去問小嫻的病情，都是很自然的相處。

師長與同儕的支持

小嫻一直以來都是學校醫護室的志工，當得知小嫻確診兒童特發性關節炎後，護士阿姨、主任都很關心小嫻的狀況，雖然小嫻比較內向，不希望讓太多人知道自己的狀況，但護士阿姨都會主動和小嫻聊天，給予小嫻滿滿的關懷。而體育課的部分則是讓小嫻評估自身的狀況再決定要不要參與，能做就做，不能也不勉強。其實小嫻發病的時間正好是課業很重要的國二階段，但小嫻的媽媽並沒有過於要求課業成績，不希望讓小嫻面對雙重的壓力。

班上的同學也有一種默契，知道小嫻身體不舒服，都會適度地幫助她，例如有時候小嫻痛到沒辦法到補習班上課，同學會陪小嫻打電話回家，並陪著她等候家人。更是有一些死黨一直在小嫻身邊幫助她，所以小嫻一點也不孤單。

亦師亦友的一家人

小嫻一家人的休閒活動主要偏向輕旅行、慢旅行，多半都是說走就走，也可能是去某個地方吃個東西就回家，就是這麼隨興的旅程。對小嫻一家人來說，在抵達目的地之前的相處時光其實是更加珍貴的，他們會在車上很自在、很隨興的聊天，小嫻的父母也會在聊天的過程中分享自己的經歷、曾遇到的問題，以及又是如何克服遭遇到的挑戰等等。小嫻的父母認為每個孩子未來都有自己的出路，所以很珍惜與孩子的相處時光，很放鬆地享受每個與孩子在一起的當下，讓孩子們感受到家人的凝聚力。

內斂的小嫻其實一直很嚮往像其他表兄姊那樣的大學生活，對於醫護領域也很有興趣，但不論小嫻選擇什麼科系或行業，小嫻的父母都會很支持她的決定，如果有目標就去努力！

積極面對，絕不放棄

面對疾病，很多人都只是消極的接受，但小嫻的媽媽不只不要放棄，還更加積極地找尋各種可能的處置方式和諮詢機會，只要有疑問就跟醫師求證，積極的面對才能在治療的當下更有安定感！如果只是單純接受一輩子只能吃藥的這個想法，而不再去找其他方法，那可能就會錯失其他的治療機會！即使機會再渺茫，都要去問、去找，絕不能輕易的妥協。好好的治療，才能健康的面對未來的人生，千萬不要放棄機會，錯失了治療時機，否則接下來的路會更加難行。

小嫻的父母如此的努力和用心，其實是不希望小嫻在求學過程中跟他人不同，他們深知社會上仍然有些人對於患者身體上的不適無法產生同理和體諒。所以小嫻的父母希望自己的努力，能讓小嫻在成長的路上和其他人是一樣的，可以帶著滿滿的笑容面對未來的生活。

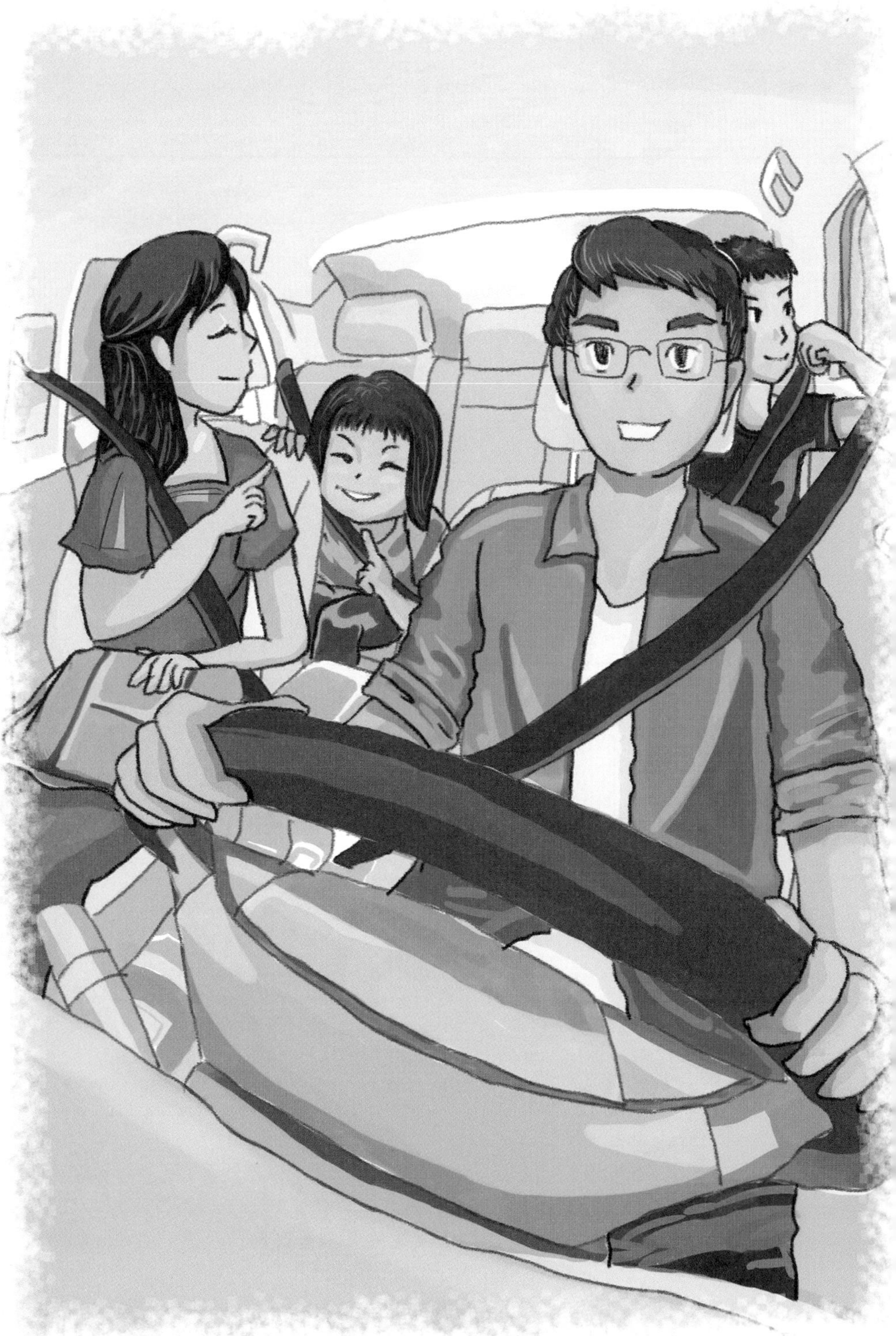

06

良醫相伴，
治療過程開心又安心

每次看完診，郭醫師都會送玩具給欣欣，
看診欣欣都好開心，讓欣欣一點也不排斥就醫。
甚至郭醫師曾舉辦圖畫活動、繪本活動，
欣欣還主動要求爸爸帶她去參加，
未來還要響應郭醫師主辦的
捐贈二手玩具活動！

個性活潑的欣欣（化名）平時喜歡跟姊姊一起玩拼圖、手作小女生最喜歡的髮飾，只要是和姐姐一起玩，欣欣都很喜歡，跟姐姐的感情非常好，而姊姊也懂得照顧年幼的欣欣。為了就近照顧兩個孩子，欣欣的父母將工作調回高雄；在爺爺生日或父親節時，欣欣會送上親手製作的卡片，就連母親節也會送卡片給奶奶，家人間的相處十分融洽。

欣欣發病的時間相當早，當時欣欣走路一跛一跛、膝蓋狀況異常，腿部也呈現腫脹的現象。即使如此不舒服，欣欣也不哭不鬧，著實令人心疼。最初欣欣是在北部知名教學醫院等級的骨科進行檢查，並馬上確定是類風溼性關節炎，且轉至風濕免疫科治療。由於欣欣的父母都要上班，沒辦法好好照顧欣欣，便將欣欣送回高雄，由爺爺奶奶代為照顧，爺爺奶奶也將欣欣的各種狀況詳盡地記錄下來。然而當時所服用的藥物，並沒有辦法緩解欣欣的不適，欣欣的患部還是一直疼痛著。

經由同為醫師的親戚介紹之下，輾轉得知高雄長庚醫院的郭醫師在治療幼兒這方面疾病相當權威，又正好當時看到新聞報導介紹有一位年幼類風濕性關節炎的患者，經郭醫師診治而痊癒，後來還到國外念書，生活一切都非常正常。當時欣欣的爺爺掛號掛了好久，因為郭醫師的診相當滿，等到可以預約的那個凌晨很幸運的掛上郭醫師的診，讓欣欣得以進一步讓郭醫師看診並治療。

經過一連串仔細的檢查，包含抽血、X光、超音波等等，欣欣開始了她的療程。一週回診一次，藥物則是從三餐一次，到早晚一次，慢慢地調整用藥。過程中欣欣的家人其實還是很擔心，總是不時的請教郭醫師，欣

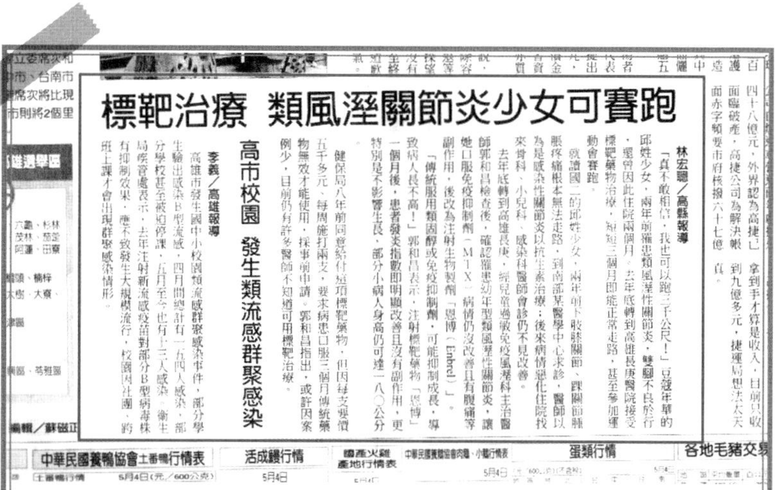

標靶治療　類風溼關節炎少女可賽跑

林宏聰／高縣報導

「真不敢相信，我也可以跑三千公尺！」豆蔻年華的邱姓少女，兩年前罹患類風溼性關節炎，雙腳不良於行，還曾因此住院兩個月。去年底轉到高雄長庚醫院接受標靶藥物治療，短短三個月即能正常走路，甚至參加運動會賽跑。

就讀國二的邱姓少女，兩年前下肢膝關節、踝關節腫脹疼痛根本無法走路，到南部某醫學中心求診，醫師以為是感染性關節炎以抗生素治療；後來病情惡化住院找來骨科、小兒科、感染科醫師會診仍不見改善。

去年底轉到高雄長庚，經兒童過敏免疫風溼科主治醫師郭和昌檢查後，確認罹患幼年型類風溼性關節炎，讓她口服免疫抑制劑（MTX）病情仍沒改善且有腹痛等副作用，後改為注射生物製劑「恩博（Enbrel）」。

「傳統服用類固醇或免疫抑制劑，可能抑制成長，導致病人長不高！」郭和昌表示，注射標靶藥物「恩博」一個月後，患者發炎指數即明顯改善且沒有副作用，更特別是不影響生長，部分小病人身高仍可達一八〇公分。

健保局八年前同意給付這項標靶藥物，但因每支要價五千多元，每周施打兩支，要求病患口服三個月傳統藥物無效才能使用，採事前申請。郭和昌指出，或許因案例少，目前仍有許多醫師不知道可用標靶治療。

高市校園　發生類流感群聚感染

李義／高雄報導

高雄市發生國中小校園類流感群聚感染事件，部分學生驗出感染B型流感，四月間總計有一五四人感染，部分學校甚至被迫停課，五月至今也有十三人感染。衛生局疾管處表示，去年注射新流感疫苗對部分B型病毒株有抑制效果，應不致發生大規模流行，校園因社團、跨班上課才會出現群聚感染情形。

2010/05/05　中國時報-目前已到英國讀大學

欣會不會好起來？欣欣還可以正常走路嗎？郭醫師總是親切回應，當然欣欣的家人也遵照醫囑，督促欣欣吃藥，帶著欣欣回醫院復建。欣欣的晨僵現象不僅在服藥隔天有顯著的緩解，連過去起床因毫無力氣而無法移動，總要花上半個小時以上的情況也有所好轉，讓欣欣一家人欣喜不已。

患病前，欣欣的家人完全沒有聽過兒童特發性關節炎，雙方家族也沒有人罹病，甚至覺得風濕關節炎應該是年長者的專利，怎麼會發生在年幼的孩子身上？在欣欣病症還未緩解之前，全家人都十分擔憂，只要想到欣欣可能無法像其他孩子一樣正常跑跳，就煩憂不已。所幸在遇到郭醫師之後，讓欣欣一家人懸著的心安定許多。

罹患了兒童特發性關節炎，打針、吃藥是必要的，不過最辛苦的大概就是復健了！一個禮拜就要跑三次醫院，不只欣欣辛苦，家人們也必須撥出時間帶著欣欣前往醫院。不過只要能夠讓欣欣好轉，再辛苦也值得。令人印象深刻的，還有每次看完診，郭醫師都會送玩具給欣欣，每次看診欣欣都好開心，因為看診都有小禮物可以拿，讓欣欣一點也不排斥就醫。甚至郭醫師曾舉辦圖畫活動、繪本活動，欣欣還主動要求爸爸帶她去參加，未來還要響應郭醫師主辦的捐贈二手玩具活動呢！

對於未來，家人只希望欣欣可以不要再吃藥、打針，雖然為了穩定病情而不能避免，但還是希望欣欣的病況可以一直保持穩定不要復發。現在的欣欣狀況都很好，可以從事各項運動，像是羽球、足球、直排輪、跳舞等等，只要不過於激烈，郭醫師表示都可以從事沒問題。面對兒童特發性關節炎，其實最好的治療方式就是遵照醫囑，找到對的醫師，聽醫師的話就沒錯了！

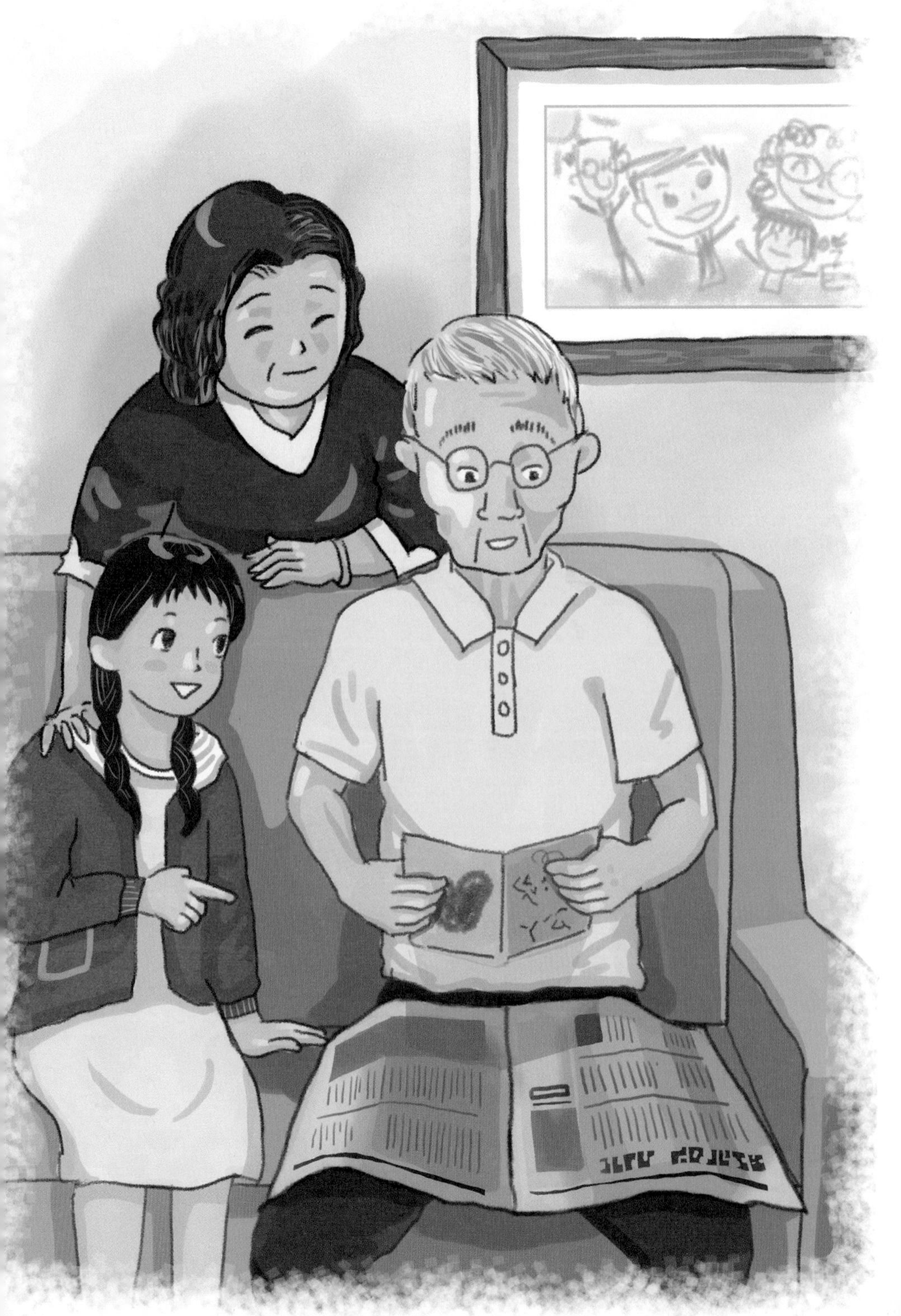

與患者互動的暖心記憶點

年紀小的孩子在診斷與治療上是一項大挑戰，多數的關節炎藥物（DMARD）沒有專為兒童設計的劑型或是甜甜的藥水，通常都是很苦的顆粒藥物而且還需要磨粉，磨粉後讓藥物更苦了，實在無法瞭解為何藥物都那麼苦，所以餵食藥物對家長與孩子來說都是一項如同打戰般困難的差事。大約會有三分之一的孩子在傳統藥物治療三個月後關節炎仍然無法有效改善，這時還需要使用到針劑的生物製劑，也就是用打針的方式。許多家長告訴我打針這一件事真的是一大挑戰，不是醫護背景的家長們要嘗試在家裡幫年紀小的病童打針，真是一個不可思議的畫面，常常出現孩子哭家長也一起哭的情景。建議年紀較小的孩子可以持醫師開立的處方箋帶著藥物到附近診所付費施打，或是安排連續注射單定期至原本醫療院所施打。若是較大的孩子也可以練習自行施打。

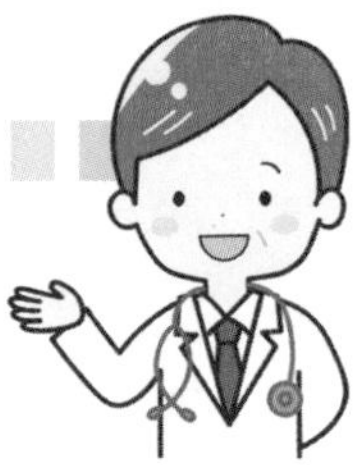

打造無哭聲的兒科診間

很多小小孩看病、打針免不了會哭，哭聲此起彼落是兒科診間的一大特色，然而打造沒有哭聲的兒科診間卻是郭醫師努力的夢想。結合民間資源，連續七年募集二手玩具，送給看病或是住院的的小病童，讓身受病痛的小病人也破涕為笑。

二〇二一年的耶誕節前夕，邀請好幾位幼兒園小朋友化身為聖誕老公公，跟護理師阿姨一起分送玩具給住院的小病人。為了讓住院的小病童忘掉病痛、看診打針的小朋友不再害怕，高雄長庚兒童醫院醫師郭和昌、麗文文化事業股份有限公司、多所幼兒園以及高雄多家 7-11 合辦，募到超過五十箱、上萬個玩具和童書，分送給住院病童，有些原本哭鬧的孩童，一看到滿車的玩具，瞬間轉為歡笑，有些年紀比較大的病童，看到滿桌的玩具，突然之間不知道要把哪一個帶回家「(最喜歡什麼?)我什麼動物都喜歡」。

已經連續七年募集二手玩具給生病的孩子，一開始是因為有些小病人一看醫生、還沒有打針或是檢查就哭了，為了轉移他們的注意力，多年前開始拿來家裡孩子長大後要淘汰的二手玩具給診間的病童，發現效果不錯，後來民間善心人士、網路上來自全臺各地的愛心家長和企業團體也一起共襄盛舉，累積送出超過五萬件玩具。近年來更首度加入繪圖活動，就是用畫畫，畫出對病童的關懷，每個孩子在畫畫的過程中，可以寫下關懷的字眼。

診間送愛心玩具這一項活動其實有很多好處，可以鼓勵孩子們捨得付出來捐出自己的玩具、看見別的孩子手裡拿著自己捐出的玩具是一種付出的喜悅、讓家裡的玩具得以更迭並減少占據空間、讓自己的舊愛變成其他孩子的新歡、讓孩子們就醫不害怕、讓兒科診間充滿歡樂、讓沒有足夠玩具的孩子們得以一償美夢、讓愛夾娃娃的家長有更充分的理由、延續玩具的生命與價值等等。希望透過這一項活動可以讓我們的就醫環境更加友善，可以讓我們的社會更加正向與和諧。

診間送愛心玩具活動

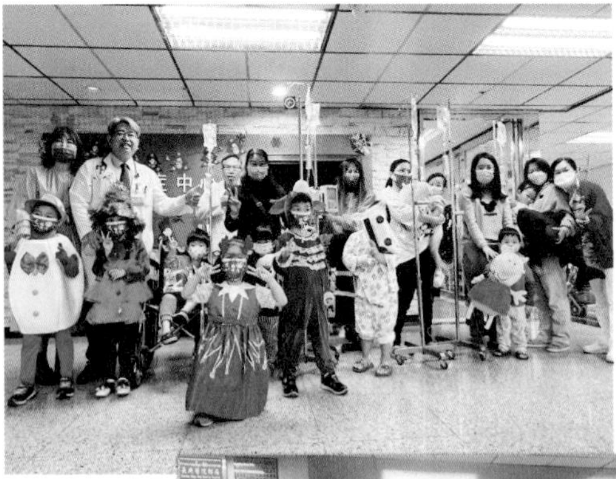

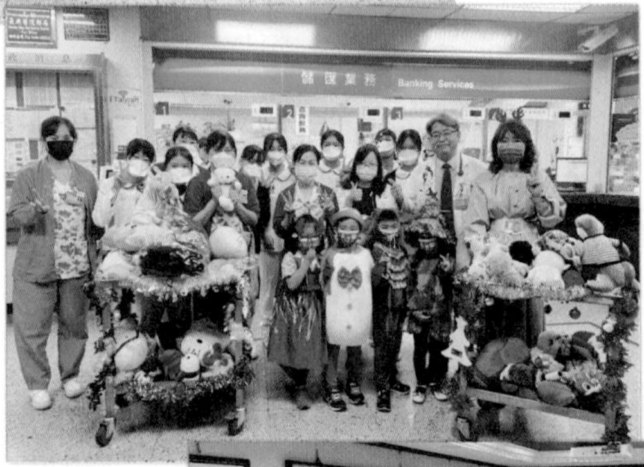

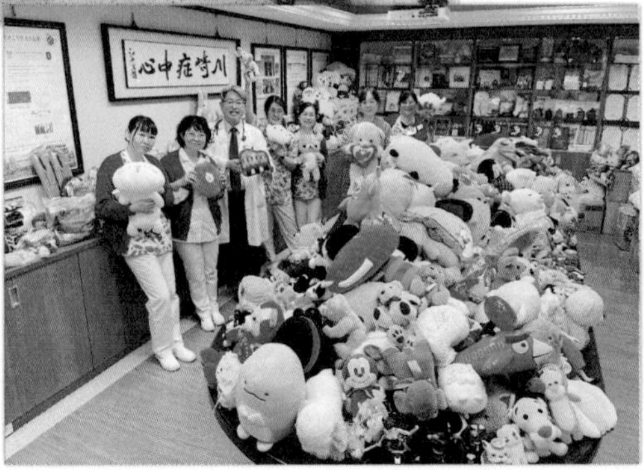

07

正向面對，即使罹病也充滿希望

只要人生不放棄就還有希望！
也希望將這樣的信念傳遞給
兒童特發性關節炎的病友和家屬，
正向面對，未來都是充滿希望的！

現年二十七歲已婚的婷婷（化名）在國二那年發病，不僅膝蓋腫脹，連走路都有困難。所幸家中親戚是醫院的護理師，在親戚建議下找到了郭醫師。經過郭醫師的診斷，婷婷確定罹患了兒童特發性關節炎。當時進行了類固醇治療，之後還申請了生物製劑，只要是適合患者，郭醫師都會依患者的病況開立合適的藥物。

季節交替之時，就是婷婷身體最不適的時候。就學期間，會疼痛到完全無法走樓梯，就算到了現在，每當季節轉換，膝蓋、手肘、腳踝都會痠痛，即使有服藥、打針做緩解，還是會時常感到不舒服。爬樓梯、跑步、溫差大都會有影響。兒童特發性關節炎這個疾病是一輩子的，不會完全康復，僅能與它和平共處。

發病時，婷婷的媽媽曾查過資料，即便如此也還是一知半解，直到遇到郭醫師，才知道原來婷婷的不舒服是因為罹患了兒童特發性關節炎。當時婷婷曾感到錯愕，家族中並沒有這個病史，為什麼會發生在自己的身上，非常不解。

確診為兒童特發性關節炎後，婷婷的媽媽悉心照顧，例如早上都會晨僵，媽媽會更早一些讓婷婷起床，讓她先緩解不適，再去上學。當時媽媽對婷婷特別照顧，讓年紀尚小的妹妹心裡覺得不平衡，直到妹妹專科畢業後，才逐漸理解兒童特發性關節炎，也才能同理婷婷身體的不適。

當婷婷因病感到痛苦時並不會表現出來，就是希望不要讓媽媽擔心，因此都會盡量將自己的不舒服隱藏起來。還記得國中時，婷婷特別向學校申請電梯服務，但可能當時兒童特發性關節炎並不為人所知，所以申請並不順利。而體育課老師也會要求不能一同上課的婷婷寫大量的報告去抵免分數，例如觀看各項賽事的影片，撰寫心得和規則。除了師長對疾病的不理解而無法真正給予婷婷需要的協助外，連同儕也覺得婷婷受到特殊照顧而排擠她。直到婷婷就讀專科，幾位比較要好的同學因為理解兒童特發性關節炎，而能同理婷婷的不適，也因此才跟同學的關係比較友好。

學生時期的婷婷課業成績並不是很好，老師的教育方式是罰寫、抄題目和答案，在這惡性循環下，婷婷每天都在罰寫，甚至熬夜到半夜一點多還未能完成，身體根本受不了經常性的熬夜，而治療初期因為服用類固醇，導致體重直線上升，使得同學因為婷婷的外表嘲笑她。申請電梯服務，被學校刁難；同學的排擠、師長的不理解；大量寫不完的功課，以及同學間的冷嘲熱諷，讓婷婷充滿了負面想法。

幸好到了專科遇到現在的先生，雖然年紀有差距，但婷婷的先生是一個很正向的人，會開導婷婷並鼓勵她，像是跟家人產生摩擦或不開心，婷婷的先生都會幫忙調節，盡可能幫助婷婷掃除負面情緒。

痠痛早已是婷婷生活的日常，只要沒有太大的變化，對婷婷來說就是穩定了。對於治療的辛苦過程，會覺得這是既定的事實，只能夠去面對。婷婷的病程大約已經有十三年，近年來網路資訊發達，大家都可以透過網路搜尋到關於兒童特發性關節炎這個疾病。但婷婷還是希望可以藉由分享自己的經驗，讓更多人認識兒童特發性關節炎。

在和先生共同努力了好多年，終於在前兩年買了預售屋，最近也已順利交屋。但因為現在婷婷都在照顧罹患失智症的阿嬤，所以希望未來能盡快與先生一起生活。甚至未來還想和先生一起去看極光。

國中時期的婷婷，曾經想過結束自己的生命，後來才知道只要人生不放棄就還有希望！也希望將這樣的信念傳遞給同為兒童特發性關節炎的病友和家屬，正向面對，未來都是充滿希望的！

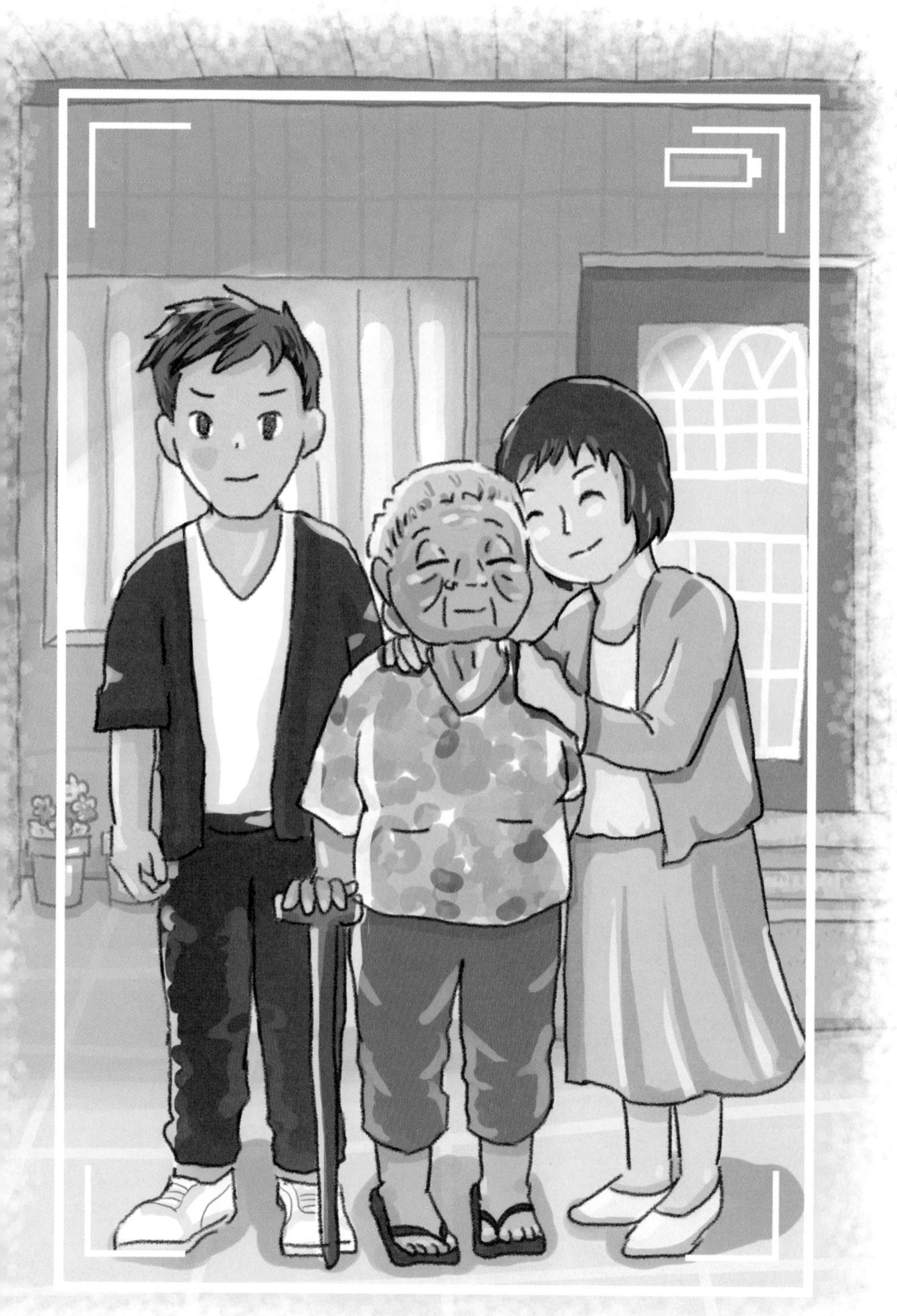

與患者互動的暖心記憶點

關節炎的孩子們因為走路姿態的問題、爬樓梯不方便需要坐電梯的問題、上體育課老師無法理解的問題等，都需要老師與同學們的體諒，學校的教育應該也要注重這一方面，教育各個科別的老師與同學們相關醫療常識，以免病童在身體苦痛折磨的同時還需要承受來自各方歧視或是排擠的心理壓力。體育課的部分可以由醫師開立診斷書載明不適合激烈運動或是需要向學校申請可以搭電梯輔助上樓。有時心理層面的影響遠超過身體病痛的不適，學校、家庭、病童與醫師需要多方面協調與溝通，讓關節炎孩子的笑容可以持續綻放。

08

強化自己的內心，與疾病共存

疾病可以讓自己
更加成長、思想更加成熟，
在面對其他事情時更加勇敢。
過去小雨曾是沒有自信的人，
但因為罹病，讓小雨有勇氣
面對疾病帶來的挑戰。

在離島澎湖出生長大的小雨（化名），最大的興趣就是繪圖、聽音樂，高中時期很清楚自己的志向就是設計，於是大學念了商業設計系，擅長電繪、利用設計軟體設計包裝、名片等等，而今年（二〇二二年）碩士畢業的小雨，還修習了教育學程，未來希望成為多媒體設計老師，走進校園。

症狀輕微更要小心覺察

國小六年級即將畢業時，小雨突然發現自己的手腕、大拇指旁邊出現了腫脹，一開始以為是在學校不小心扭傷而沒留意到，但手腕的腫脹卻長達了兩個月未能消腫。當初便回想起媽媽說過自己曾在嬰兒時期生過大病、發燒了許多天，而在國小一、二年級偶而會出現關節早晨僵硬（晨僵）、走路時關節會疼痛，但當時並沒有特別注意，還以為是成長痛，並不以為意。不過因為當時發病時有在學鋼琴，也造成不小的影響。由於澎湖醫療資源有限，國一時還特地跑到臺北就醫，不過還是沒有找到病因。後來有親戚無意間看見郭醫師的報導，進而找到郭醫師，那時候便猜想會不會是免疫系統的問題而造成。

郭醫師說小雨的發病時間算是比較晚，因為有些孩子大概二到五歲就找到具體病因。不過因為當時小雨的症狀並不明顯，導致這麼晚才發現罹患兒童特發性關節炎。那個年代手機並不發達，不容易找到相關資訊，小雨一家對於兒童特發性關節炎這個疾病可說是完全不瞭解，也完全沒聽過。

記得那個時候每個月都要到高雄看診，小雨的母親很自責，因為小雨在嬰幼兒時期曾生過大病，很擔心是不是有關連？甚至也擔心會不會是外婆這邊的遺傳，因為外婆的關節有變形的狀況。不過郭醫師說明嬰幼兒時期的疾病和兒童特發性關節炎之間並無直接相關，而老年人跟兒童的狀況也不相同，不能確定就是遺傳所造成。目前的醫療技術還沒辦法很明確的知道是什麼原因造成罹病，僅能對症下藥以及安排妥適的療程，讓症狀緩解。

在治療過程中，最令小雨印象深刻的莫過於在轉換藥物過程中，突然整個人無法走路，痛到趴在地上，當時家人緊急帶小雨到澎湖醫院急診並打止痛藥，然後趕緊送到機場，那是小雨人生第一次坐輪椅，上下飛機都需要空服員的協助。郭醫師說在換藥過程中需要讓身體適應，當時可能身體還無法轉換而導致劇烈的疼痛。所幸在高雄長庚醫院住院了兩週，過程也都很穩定，沒有大礙。

同儕與良醫的幫助

在確定罹患兒童特發性關節炎後，小雨的母親或許是出自於保護孩子，並沒有讓太多人知道小雨的病情，但班親會時小雨的媽媽有稍微跟老師說明，老師甚至還提到可以向學校申請電梯，但小雨希望老師將自己當成一般學生就好，不希望有特別待遇。或許是因為罹病的關係，小雨覺得在求學過程中容易疲倦，上課也較無法集中精神，成績多少也受了影響。而知道小雨罹病的同學、朋友，都會主動關心她，提供適當的協助，例如提重物、提醒小雨不要熬夜要早點休息等等。

小雨發病後，雖然在不舒服時會有悲觀的情緒，但媽媽總是告訴小雨要跟身體和平共處，包容疾病，試著轉換心境，因為一直抱怨自己的身體也於事無補，不如好好跟它相處，保持愉快的心情。小雨平時會聽音樂、畫畫，讓自己放鬆，如果身體真的很不舒服、很痛，會透過冰敷、熱敷來緩減，或是讓自己好好睡上一覺。因為疼痛時會相當疲倦，讓自己好好休息，反而有利於舒緩。此外，藉由比較溫和的運動，像是瑜珈、游泳等等，以及開除濕機降低家中的濕氣都有助於舒緩疼痛的關節。而郭醫師也提醒小雨在飲食上海鮮的部分要適量，這些對於減緩疼痛都有一定幫助。

成年後的小雨轉到成年人的免疫科繼續治療，在過程中郭醫師對於小雨都相當幫忙，甚至因為小雨所學正是設計相關，因此郭醫師給予小雨機會，請她嘗試設計 LINE 貼圖、週刊排版、聖誕節活動的圖紙等等，讓當時還是大學生的小雨有很多機會嘗試，可說是相當可貴的經驗。

讓這份勇氣繼續傳承下去

透過自己的故事，小雨希望為更多有相同遭遇的人加油打氣，不要因為生病就被打敗，不管如何都要強化自己的內心；也不要因為生病就把自己當作異類，現在科技越來越進步，即使罹病還是可以正常生活。小雨的夢想是希望能從事教職工作，將自己的故事分享給學生，激勵正在經歷苦痛的人。

未來小雨希望可以和好朋友們一起踏上日本的土地，也還想到瑞士旅遊，被美麗的大自然擁抱，如果可以成行，那就真的是美夢成真呢！

面對病痛，小雨認為最重要的就是要包容疾病，不要排斥它，即使不舒服也沒關係，就讓自己好好休息，將精神養好，強化內心，不要輕易被疾病打敗。疾病可以讓自己成長、思想更成熟，在面對其他事情時更勇敢。過去小雨曾是沒有自信的人，但因為罹病，讓小雨有勇氣面對疾病帶來的挑戰。

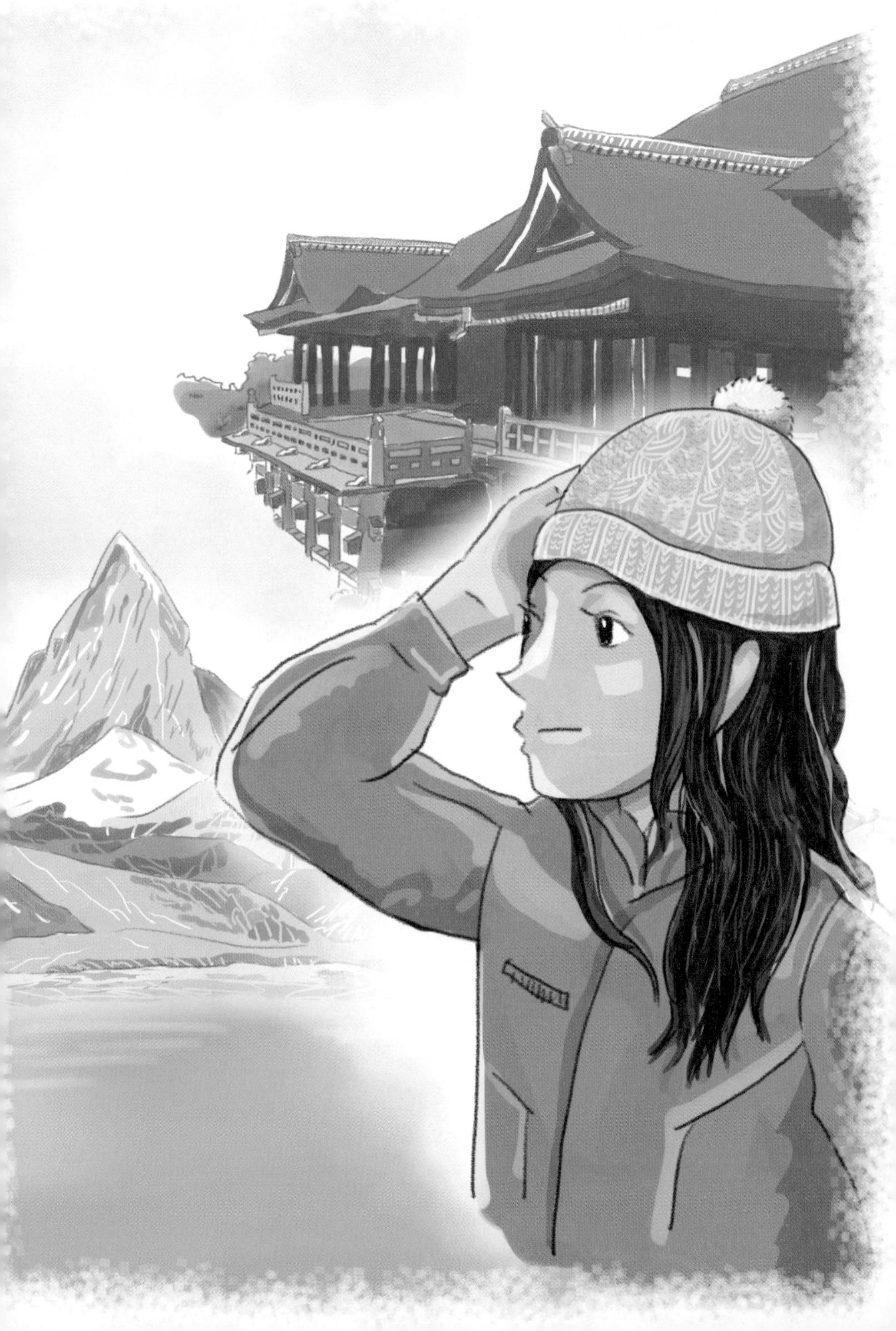

小雨是非常配合治療的一位病人，雖然住在澎湖或是之後在北部讀書依舊定期每一個月會回到高雄長庚醫院的門診接受點滴生物製劑藥物治療，口服藥物也是非常遵照醫囑，因此雖然她已經治療多年的關節炎，在影像學的檢查仍未出現關節變形的情況，實屬難得。兒童特發性關節炎的治療通常會是以「年」來計算的療程，家長與病童需要有耐心的接受治療，治療中或許會出現一些藥物的副作用甚至需要住院，都需要與醫師討論調整至最適當之治療藥物方案。來自家人或是同儕的鼓勵與關懷也是成功治療這些孩子非常重要的一環。讓我們給這些孩子們多一些關懷、多一些鼓勵、多一些溝通，孩子們就會成長與進步的多一些，疾病就會好得快一些。

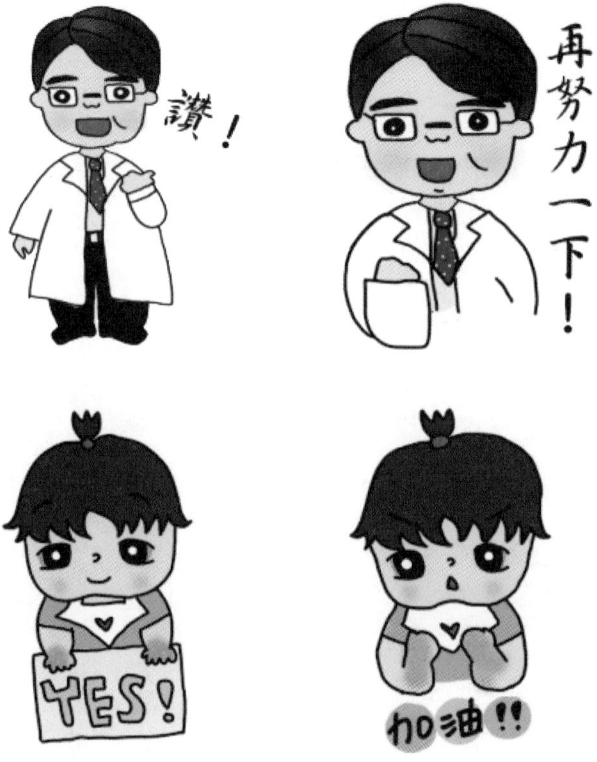

▲ 小雨設計的兩套 LINE 貼圖

09

勇敢追逐棒球夢

▼

確定罹患了兒童特發性關節炎的當下，全家人都哭了。
小學時期 CHI 的棒球能力就已受到球界肯定，
重心全部都放在棒球！
然而一名棒球好手卻不幸罹患了兒童特發性關節炎，
情何以堪？
幸好 CHI 的心態很正面，
認為遇到了就是克服它！

從小一就開始接觸棒球的CHI（化名），現在已經是升上國三的棒球好手！生活重心就是打棒球，能夠在球場上發光發熱，對CHI來說就是人生中最重要的事情。

小六時期的CHI，經常這裡疼痛那裡不舒服，推測可能是因為打球的關係造成的運動傷害或是運動過度，但關節痛真正爆發則是在國一那一年，右邊髖關節處出現異狀，沒有辦法自行起床，就連翻身也劇痛不已，甚至嚴重到寸步難行！當時看了骨科、復健科、運動傷害門診，但不管怎麼檢查都找不到原因，即便打了葡萄糖、服用止痛藥，效果仍舊有限。幸好高雄長庚醫院運動傷害門診的周文毅醫師驚覺不對勁，就安排抽血並轉診給郭醫師做進一步評估，經過一連串的檢查，報告出來確定罹患了兒童特發性關節炎。

在還未確診前，CHI一直在吃止痛藥，因為當時學校仍有訓練，CHI不想因為身體的疼痛而放棄自己的夢想。CHI想去日本打球，想要如同電影《KANO》般站在甲子園上揮棒，成為一名棒球好手。在還未能知道真正的病因前，全家人都很挫折，媽媽也相當不捨自己的孩子承受這樣的辛苦，也不忍要求孩子放棄最愛的棒球，因為熱愛棒球的他，為了比賽，甚至連國小畢業照都沒有去拍，還是後製上去的。

記得當初第一次看郭醫師門診，CHI上午吃完郭醫師配的藥後，下午竟然就可以在球場上奔跑！已經有長達半年的時間因為身體的疼痛而沒辦法跑步，不只是CHI，媽媽也為此成效感到十分欣喜。媽媽回想起CHI在學校比賽跑步時，總是第一名，但自從發病出現各種不適的症狀後，跑步成績一路下滑，從第一名到最後一名，這樣的心情真的無法用筆墨形容。所幸，透過郭醫師安排的療程，CHI現在就像正常的孩子一般，完全沒有復發，也沒有不舒服的情況。

確定罹患了兒童特發性關節炎的當下，全家人都哭了。小學時期CHI的棒球能力就已經受到球界的肯定，不只到處比賽，重心全部都放在棒球。然而一名棒球好手卻不幸罹患了兒童特發性關節炎，情何以堪？幸好CHI的心態很正面，認為遇到了就是克服它！在學校雖然會遇到無法同理的同學給予冷嘲熱諷，但還是有一些友好的同學，會用言語鼓勵 CHI，要他加油！

一直以來，媽媽很感謝能夠遇到運動傷害門診的周醫師，以及設身處地為病患著想的郭醫師。當時看診時，郭醫師曾提到有一位接受治療的桌球選手也罹患了相同疾病，鼓勵 CHI 勇敢面對，在郭醫師每一次門診時的鼓舞之下，充滿了希望。而在 CHI 的棒球生涯裡，也遇到很好的總教練，在還沒治療前，即使走路一跛一跛，總教練也沒有放棄他，還帶著他四處觀摩球賽累積實戰經驗。另外，也很幸運遇到現在的國中老師——林老師，這位老師就像是 CHI 的第二個媽媽一樣，不僅關心他的身體狀況，也經常在他不舒服的時候給予鼓勵，就連確診後，這位老師一樣無時無刻的關心著。

CHI 的爸爸希望可以透過孩子的經歷，去鼓勵有其他病症的運動員，希望他們也能夠和 CHI 一樣面對疾病保持正面態度。

未來，CHI 想到日本念書、打棒球，增進自己的棒球能力。因為兒童特發性關節炎的關係，已經將近一年沒有練球，現在必須從最基本的動作重新開始練習起。CHI

小一時，就和還在念幼稚園的弟弟一起練習棒球，每天早上五點半準時起床，穿衣服、刷衣服、吃藥樣樣都自己來，非常獨立與自律。即使是下課時間也從不懈怠地進行自主訓練，就連雨天也照樣練習，在同儕的眼中，CHI是個很認真、嚴格，求勝心重的人，對他來說，每天早晚都如此勤奮的練球，比賽一定要獲勝，絕不能鬆懈！這才是CHI心中正規的棒球。看到CHI如此的努力，家人不僅更加支持他，每一場比賽也都親自到場加油。媽媽還放棄自己的工作，全心全意陪伴他和弟弟，支持著他們的夢想，甚至在自家頂樓規劃了運動的空間，讓孩子們即使在疫情期間，也能順利練習。

有夢想就去追，盡全力做好每一件事情，勇敢面對，乖乖遵照醫囑，即使生病了也能像正常人一樣。千萬不要覺得打針、吃藥、回診很麻煩，能夠將病情控制下來，才能夠恢復正常的生活，追求自己的夢想！

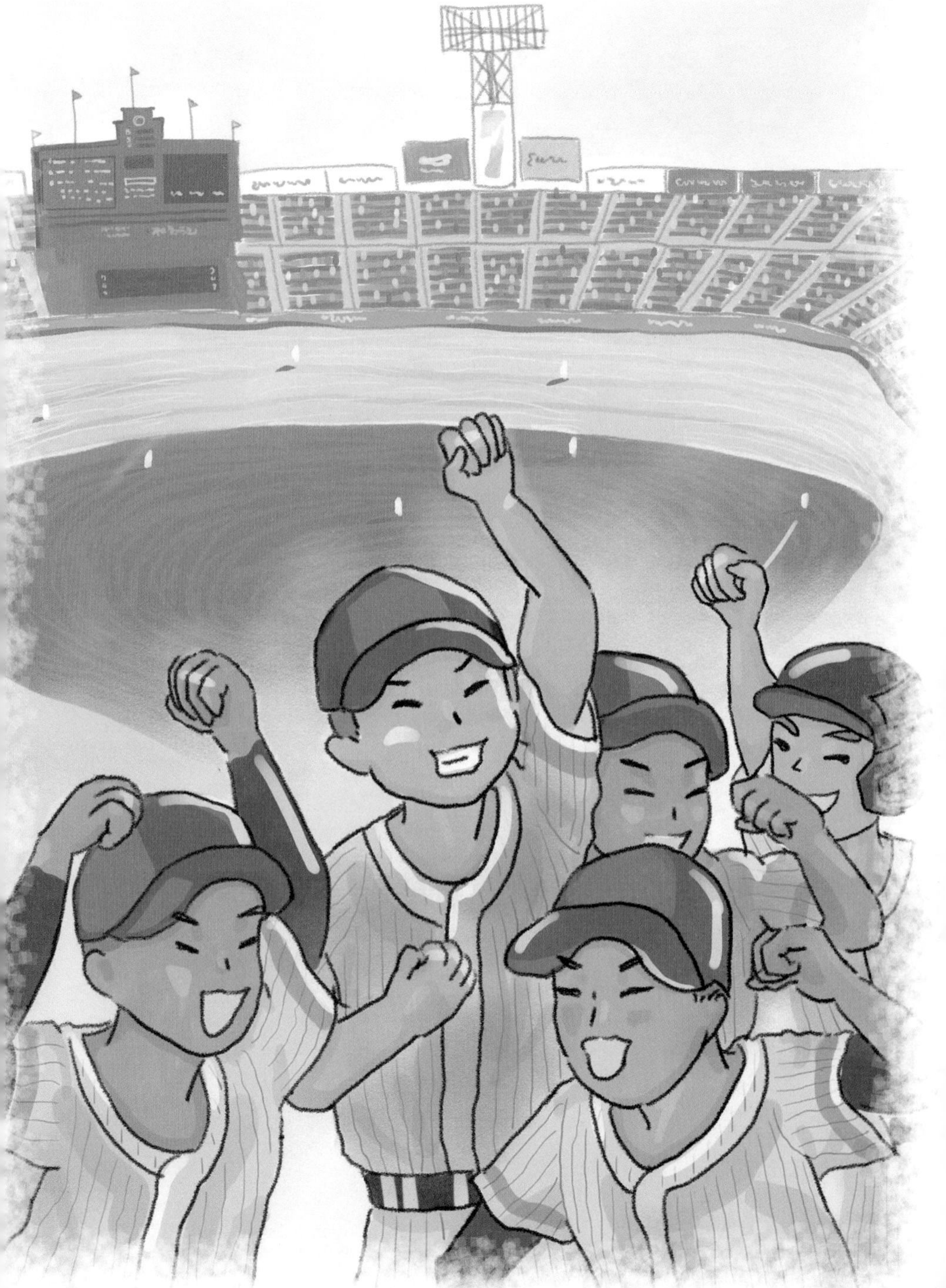

與患者互動的暖心記憶點

這個孩子讓我體會到「棒球夢」的偉大，孩子的堅持、家長的全力配合、教練與老師的愛心與關懷，都是讓這個孩子可以重回球場與重拾信心的重要關鍵。在門診我常告訴家長說，臨床上的治療最重要的是可以讓孩子們回到正常的學校與家庭生活，當孩子出現不舒服的問題時，我們不應該去限制孩子的活動與夢想，而應該是與醫師討論並尋找正確的解決之道讓孩子回到「正常生活」。所以，兒童特發性關節炎的孩子也可以是運動健將也可以為國增光。

10

她的故事——不可思議的恩典

如果今天一個大人生病了，
卻被醫師告知找不到病因，
心中該有多惶恐？更何況是一個孩子呢？
郭醫師希望透過自己的專業
來幫助這個小女孩！
可說是給了小女孩一家人
一線希望！

故事的主角是一名居住在日本，就讀國小六年級的小女孩。當時小女孩參加學校到京都的畢業旅行，但卻在返家後開始發燒，雙腳還出現了麻痺的現象，後來連行走都有困難。媽媽帶著她在日本到處求醫，不只抽血，還做了其他項目的檢驗，但醫師卻一直找不到原因。醫師覺得可能是病毒侵蝕了小女孩的脊椎，但不論怎麼治療，改善卻都很有限，醫師甚至斷言，如果找不到病因，最終小女孩恐怕要坐一輩子的輪椅，對小女孩一家人來說真的是晴天霹靂的壞消息！

得知醫師的診斷後，小女孩心情非常沮喪。她甚至發現，朋友看待她的眼光變了，漸漸地失去玩伴。過去，跑步是她的強項，還是學校的代表選手，但卻因為未知的疾病，使得她喪失了跑步的能力，變得不良於行，對小女孩而言相當挫折，她變得不喜歡說話，不喜歡和家人在一起，陷入了恐慌。連媽媽也不知道該怎麼幫助自己的女兒。

每年暑假，媽媽都會帶著小女孩回臺灣參加香光尼僧團紫竹林精舍的盂蘭盆報恩法會（梁皇寶懺），由於時間已靠近暑假，媽媽決定先帶小女孩回臺灣就診。那個時候小女孩看了中醫、做了針灸，也到大醫院去檢查，但改善效果依舊有限，小女孩還是一樣拖著她的腳，拄著拐杖慢慢行走，看著小女孩的背影，著實令人沮喪與難過，但卻又不知道可以怎麼幫助她。

後來在法會中，法師開示了「人生無常」這個主題，並提到小女孩的故事。法會結束後，有位醫師表示想要尋找法師在開示中提到的這個小女孩。原來這位醫師正是高雄長庚兒童風濕免疫科的郭和昌醫師。在法會中，因為聽到了小女孩的故事，表示如果今天一個大人生病了，卻被醫師告知找不到病因，心中該有多惶恐？更何況是一個孩子呢？而郭醫師正好是這方面的專家，因此希望可以透過自己的專業來幫助這個小女孩。小女孩的家人聽到這個消息非常驚訝，竟然有專科醫生願意出手幫助，可說是給了小女孩一家人一線希望！當時郭醫師表示，這大概是一個因緣，也或許是菩薩的一個恩典，他會盡力幫助小女孩。

後來媽媽帶著小女孩到高雄長庚醫院掛郭醫師的診，在郭醫師高超的醫術，以及用心的診療後，確定小女孩正是兒童風濕免疫的問題，並開始對症下藥。小女孩住院了一個禮拜後，從原本只能一步一步慢慢移動，到後來不用拐杖慢慢地行走，進步非常明顯。出院後，郭醫師特別交代，必須將在長庚看診的資料帶回日本給醫師參考，並使用一樣的方式繼續治療。後來，小女孩回到日本，當地醫師看了診斷資料後，很驚訝地說，原來是這樣的症狀。也依照郭醫師的方法、診斷、用藥。治療了三年後，小女孩恢復到原本的模樣，已經可以到田徑場上參加比賽了！這真的是一個非常暖心的不可思議的恩典啊！

（以上內容來自香光 BBC 第 1344 集，病童親屬的無私分享）

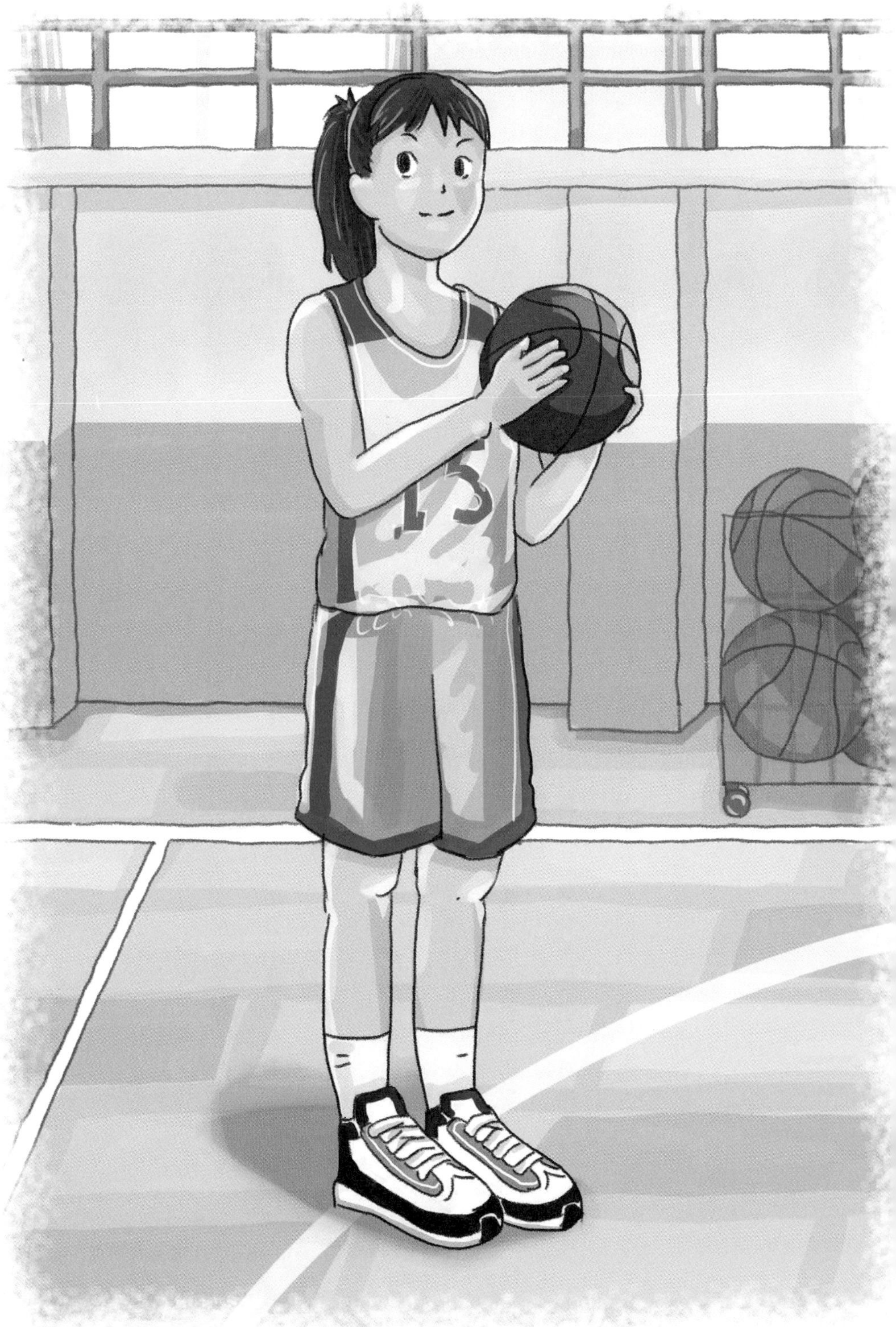
15

這一個日本小女孩回到日本後依照我給她的建議於風濕科（Rheumatology）醫師看診及治療，並將我們的檢查報告與治療方式帶回給日本醫師參考，經過一年的治療後症狀已經改善了許多，小女孩已經可以參加學校賽跑，升上國中之後非常興奮的分享給我她加入籃球隊的好消息，歡樂自信的笑容又出現在臉龐。這的確是一個非常難得的因緣，在法會與菩薩的安排下，病童遇見了在場的專科醫師，而此專科醫師也自告奮勇的主動去聯繫病童，才得以改變小女孩一生的命運。因此看對科別的醫師與提供正確治療是兒童關節炎得以成功治療的關鍵。希望每一個關節炎的孩子都可以在最短的時間內找到可以對症下藥的專科醫師，減少因為曲折的就醫所引起的病痛。

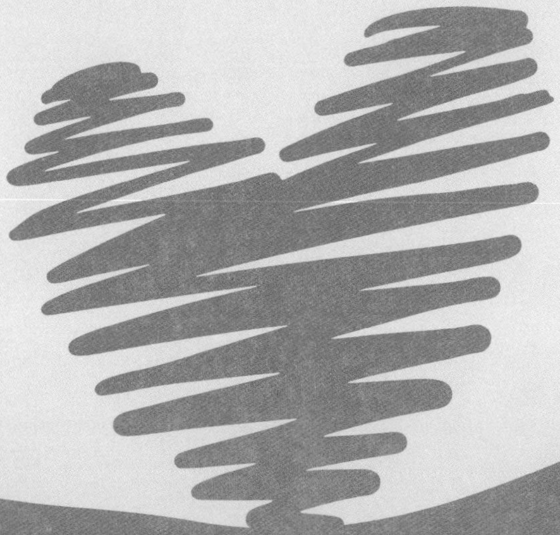

一針神藥 vs. 對症下藥

什麼是關節？骨頭和骨頭中間相連且可以活動的地方就稱為「關節」，當孩子出現關節疼痛時家長該注意些什麼？首先，家長必須先學會辨別孩子的疼痛到底是關節痛？生長痛？還是風濕性關節炎、骨折、扭傷所造成？甚至有些淋巴癌也會產生疼痛。學會區別箇中差異很重要。

骨頭靠近關節的位置有所謂的「生長板」，孩子在成長過程中，生長板的細胞會不斷成長、分裂，增生更多細胞，當成長速度比較頻繁時，就會造成疼痛，也就是我們常聽到的「生長痛」。生長痛一般不會發紅、腫脹，摸起來也不會燙燙、熱熱的，家長該如何區分是否有紅腫？很簡單，以兩個相對應的關節來比對，例如孩子膝蓋痛，就請孩子將雙腿伸直，比較左右腳膝蓋的關節是否一樣大？再來，用手背摸摸看兩邊的膝蓋關節體表溫度是否相同？接著用肉眼觀察，有沒有哪一邊的膝蓋關節紅紅的、亮亮的（亮亮的代表關節有腫脹現象）？如果沒有出現以上的症狀，那麼孩子的關節痛可以先觀察一段時間，因為可能是生長板正在增生細胞產生的不適。

但如果孩子還是持續疼痛或疼痛頻率有增加，痛到走路一跛一跛或已經痛到影響日常活動，或者是痛到關節已經腫起來，該怎麼辦？建議家長一定要帶孩子至以下科別就診，第一，兒童感染科，因為關節發炎可能是細菌跑到關節處，因此感染科一定要先做評估；第二，兒童骨科，孩子在學校活動時可能意外跌倒，造成骨頭受傷，所以也要到骨科做檢查；第三，兒童血液腫瘤科，上述提到淋巴癌或惡性腫瘤也會以關節痛來表現，所以不能排除癌症的可能；第四，兒童過敏免疫風濕科，一定要請醫師做詳細檢查，確認是否為自體免疫系統或是風濕病的問題。因為有時候只看一、兩個專科可能會有所偏頗，所以兒童感染科、兒童骨科、兒童血液腫瘤科、兒童過敏免疫風濕科，務必都要做好檢查之後再下診斷與討論治療方法。

曾經有一個個案，孩子的關節痛已經發生超過一年的時間，家長早期一直以為是肌肉或筋骨發炎，吃了很多止痛藥，也做過推拿及針灸，但是發病的這一年多來還是沒辦法好好的走路，雖然看了神經內科，做了各項檢查，甚至做了核磁共振（MRI），但卻沒有辦法找出確切的病因，結果導致兩隻腳大小不一致。直到來看我的門診並住院檢查，才確定是類風濕性關節炎造成。當時就直接施打針劑，只打了一針，本來一年都無法正常行走的孩子，卻在治療的隔天就可以下床走動，甚至還自行走到醫院樓下的便利商店買東西，嚇壞了前來照顧的母親。這個孩子經過一年多的治療，目前兩隻腳的大小已經恢復到幾乎一樣，而且還參加學校的排球校隊！可能很多人聽了會嘖嘖稱奇，一直問我到底是使用什麼神奇藥物，我只說這不是什麼神藥，而是「對症下藥」！

是「一針神藥」還是「對症下藥」，治療超過一年不見關節炎症狀改善甚至造成大小腳，卻在僅只有一針治療後症狀戲劇化的明顯改善。因為孩子長久不便於行且需要助行器輔助行走，媽媽的確因為孩子自己跑到醫院地下室便利商店而嚇了一大跳，「對症下藥」對於兒童關節炎是非常重要的一環。

如果發現孩子關節疼痛超過6周，摸起來有紅腫痛，就應看兒童風濕免疫科。像莊姓少年確認病因後，對症才治療一天，隔天就能下床走動，他母親看了都嚇了一跳。

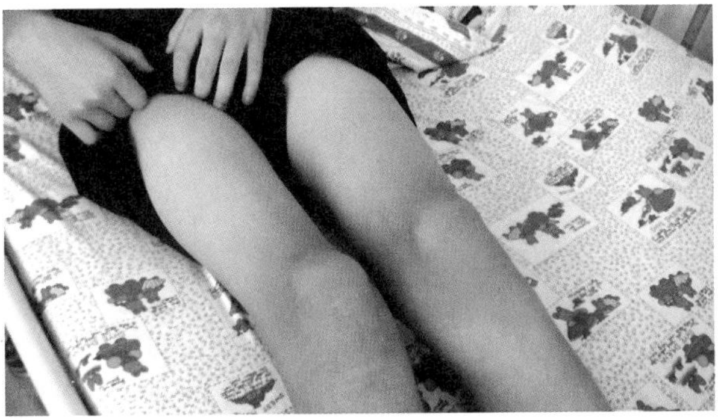

莊姓少年因為右肢疼痛，走路需借助左腳使力，導致右腳日益萎縮。 記者王昭月／攝影

莊姓少年昨天出院，為了健康，未來不敢多從事劇烈運動，不過他希望能愈來愈改善，因為將來他想當導遊，靠雙腳周遊列國。

（2017-07-11 23:48 聯合報 記者王昭月／高雄報導）

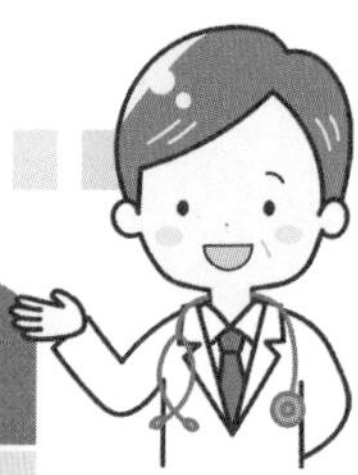

常見兒童關節炎建議治療藥物

1.	乙醯胺酚（Acetaminophen）止痛藥及退燒藥（如普拿疼、安佳熱）。
2.	非類固醇消炎止痛藥（NSAID），如依普芬（Ibuprofen）、Diclofenac、Naproxen、Celecoxib（希樂葆）、Arcoxia（安痛易、萬克適）等等。
3.	類固醇。
4.	免疫調節藥物或疾病修飾抗風濕病藥物（DMARD）：可調節或抑制免疫系統的活性、減少類固醇的使用量。 常見的疾病修飾抗風濕病藥物（DMARD）有：Hydroxychloroquine（Plaquenil；必賴克瘻）、Sulfasalazine（Salazine；撒樂膜衣錠）、Methotrexate（MTX；治善錠）、Leflunomide（Arheuma；雅努麻）、D-penicillamine（Metalcaptase；滿克特）、Azathioprine（Asazipam；安思平）、Mycophenolate（Myfortic；睦體康）、Cyclosporine（Sandimmune；新體睦）等等。
5.	生物製劑、單株抗體、標靶藥物。

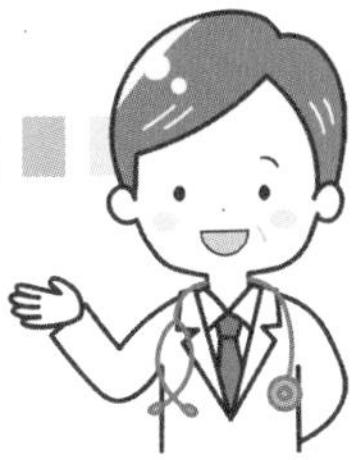

疾病修飾抗風濕病藥物（DMARD）介紹

疾病修飾抗風濕病藥物（DMARD）可調節或抑制免疫系統的活性、減少類固醇的使用量；使用上需一段時間才能得到療效、且使用時通常須定期監測血液及肝腎功能，以調整藥物最適合之劑量及避免副作用產生。各疾病修飾抗風濕病藥物使用注意事項簡單介紹如下：

❶ Methotrexate（MTX，治善錠）

一般用法「每週」服用一次（並非每天服用）。目前被認為是治療兒童類風濕性關節炎「最重要的首選藥物」。一般約在服用四到六週後才會開始產生療效。常見副作用為口腔黏膜發炎或是破洞潰瘍、噁心、嘔吐、食慾不振等等，常常在服藥後不久即出現症狀，建議可以搭配味道重的食物以降低不適感，情況明顯時可以一起服用「葉酸」來改善副作用。懷孕期間也禁用MTX。施打新冠疫苗（COVID-19）後亦須停藥兩週。

❷ Hydroxychloroquine（Plaquenil ;必賴克瘻）

俗稱「奎寧」，其具有免疫調節及抗發炎的特性，一般約在服用四到八週後才會開始產生療效，而最大的療效則可能在六個月後才會達到。是一種安全、病患接受度高的藥物，嚴重的副作用相當少見。最常見的副作用是噁心、腹瀉、胃口不好、頭暈等等，但不是每個人都會出現，而若是出現的話通常也很輕微，通常在剛開始服藥的第一週最明顯，之後會慢慢適應，一般不需要停藥。若是副作用真的很厲害的話，可改為飯後睡前服用，大多都會改善。其餘副作用包括：色素沉澱（一般劑量減低可改善）、皮疹（為較不常見的副作用）；「極罕見」的副作用包括視力受影響（視網膜病變）、肌肉病變等等，這些罕見的副作用通常在高劑量、非常長期使用後（大於五年）才會發生、或是年紀大於六十歲、或是腎功能很差的病患較可能發生。病人本身若有眼疾可定期眼科追蹤。目前使用的 Plaquenil 為新一代改良型，副作用已被改進。

❸ Sulfasalazine（Salazine；撒樂）

一般在服用六週後藥效才會漸漸發揮出來。常見的副作用包括腹瀉、噁心、食慾不振等等，通常可藉由減低劑量來改善。其餘的副作用包括皮膚癢、紅疹、肝功能異常、溶血等等。若服藥後有出現皮膚紅疹，請先停藥並於回診時告知醫師。此藥是一種磺胺類藥物，故對磺胺類藥物有過敏史以及蠶豆症（G6PD Deficiency）患者不宜使用。

❹ Azathioprine（Asazipam；安思平）

又名「移護寧（Imuran）」。常見的副作用為腸胃不適，其餘副作用常見為白血球低下。

5. **Mycophenolate 類藥物臺灣現有兩種**

即 Myfortic（睦體康）和 CellCept（山喜多）。常見的副作用為腸胃不適（較常見為腹瀉）、高血壓等等；其餘的副作用包括白血球低下及貧血。

6. **Cyclosporine（Sandimmune；新體睦）**

又名「環孢靈（Cyclosporin）」。常見的副作用為高血壓、多毛症、齒齦肥厚；其餘的副作用包括腎功能異常。新體睦較不會抑制造血功能（白血球低下或是貧血）。

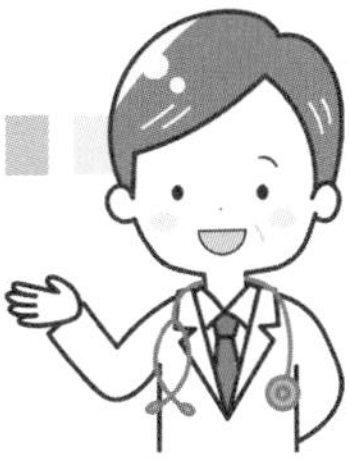

生物製劑（單株抗體、標靶藥物）——抗腫瘤壞死因子介紹

什麼是生物製劑？

生物製劑是透過生物工程技術所製造的藥物，其可如導彈般精確地瞄準特定免疫分子（標靶藥物如巡弋飛彈），而降低其他非相關細胞的傷害；具有調節免疫系統的功效。

❶ 腫瘤壞死因子（TNF; tumor necrosis factor）

「腫瘤壞死因子」是一類能直接造成腫瘤細胞死亡的細胞激素，最初對腫瘤壞死因子的認識僅限於其對腫瘤的殺傷作用，然而後來發現其亦具有免疫調節作用，其由免疫細胞所分泌，在發炎反應中扮演極為關鍵性的角色，當腫瘤壞死因子大量分泌時，會產生發炎反應、甚至引起體溫上升的發燒。

腫瘤壞死因子在許多慢性發炎性疾病（如：類風溼性關節炎、僵直性脊椎炎、乾癬及乾癬性關節炎等等），均扮演關鍵性的角色。

❷ 什麼是抗腫瘤壞死因子（anti-TNF）？

抗腫瘤壞死因子（anti-TNF）是一種生物製劑，其可阻斷「腫瘤壞死因子」的作用，而達到「抗發炎」的效果；抗腫瘤壞死因子可用於治療許多慢性發炎性與自體免疫疾病，如：類風溼性關節炎、僵直性脊椎炎、乾癬及乾癬性關節炎、川崎症、克隆氏症（Crohn's disease）等等。

目前臺灣還有哪些生物製劑？適應症為何？如何使用？

❶ 其他生物製劑——安挺樂（Actemra）

「介白素6（interleukin 6; IL-6）」是一種促進發炎的細胞激素，其由免疫細胞所分泌，在發炎反應中扮演關鍵性的角色，當IL-6大量分泌時，會產生厲害的發炎反應、或引起體溫上升及發燒。IL-6在許多慢性發炎性或是自體免疫疾病，均扮演關鍵性的角色。安挺樂可阻斷IL-6的作用，而達到「抗發炎」的效果。傳統的DMARDs使用後需要四到六週後藥效才會出現；安挺樂（Actemra）在使用約兩週後，便能達到改善臨床症狀的效果。

❷ 生物製劑——恩瑞舒（Orencia）介紹

恩瑞舒（Orencia）是一種生物製劑，其可阻斷免疫細胞的活化，而達到「抗發炎」的效果。恩瑞舒為一種融合蛋白，其由CTLA-4蛋白與人類免疫球蛋白（IgG）融合而成；CTLA-4為免疫細胞的剎車分子可與B7分子結合而產生抑制性訊息。恩瑞舒的藥效快，傳統的DMARDs使用後需要四到六週後藥效才會出現；恩瑞舒在使用約二到四週後，便能達到改善臨床症狀的效果。

目前臺灣衛福部核准於兒童及青少年可以使用的生物製劑有：

❶ 恩博（Enbrel; etanercept）：使用方式為皮下注射、每週兩次。

❷ 復邁（Humira; adalimumab）：使用方式為皮下注射、每月兩次。

❸ 安挺樂（Actemra）：使用方式為靜脈輸注（約六十分鐘）、每月一次。

❹ 恩瑞舒（Orencia）使用方式為靜脈輸注（約三十分鐘）、每月一次。

抗腫瘤壞死因子、安挺樂與恩瑞舒使用須注意事項？

使用抗腫瘤壞死因子（anti-TNF）可能導致病人免疫力降低，進而有可能造成帶有結核桿菌者的結核病發作及病毒性肝炎復發。因此，肺結核與肝炎已列入我國風險管理計畫，期能有效控制國內病人因使用抗腫瘤壞死因子而發生結核病或B型／C型肝炎病毒再活化的風險。所有病人在接受抗腫瘤壞死因子治療前，應先接受完整結核病（胸部X光及QUANTIFERONTB GOLD Plus）與病毒性肝炎篩檢評估。丙型干擾素釋放試驗IGRA檢驗（QuantiFERON-TB Gold）是一種間接檢測結核菌感染（含結核病）的測試，並可結合風險評估、放射攝影及其他醫療與診斷上的評估。做為潛伏性肺結核檢測方法。

哪一種新冠肺炎疫苗比較適合風濕病患？

目前國內施打計畫中核可的疫苗，不論是腺病毒載體疫苗（AZ）、mRNA疫苗（莫德納、輝瑞BNT）、蛋白質次單元疫苗（高端）皆不是活毒疫苗，不會有打完疫苗造成染疫之風險。完整接種兩劑AZ、莫德納、輝瑞BNT疫苗均已證明能顯著降低新冠肺炎重症風險；高端疫苗雖尚無真實世界保護力之資料，但已被發現能有效產生中和抗體。越早接種，就越能保護自己、保護家人。國際各大風濕病醫學會一致認為：不論何種風濕病的病患，皆可施打新冠肺炎疫苗。建議病友依據疫苗保護力、副作用、過敏史來選擇令自己相對放心之疫苗。

依據中華民國風濕病醫學會建議，於新冠肺炎疫苗接種時須調整免疫調節治療的施行時機如下表（不再區分基礎劑、基礎加強劑、追加劑）：

Azathioprine	▼移護寧錠（Imuran） ▼安思平膜衣錠（Asazipam） ▼壓彼迅錠（Azathioprine）	於每劑疫苗注射後，依疾病活性中斷藥物一至二週。
Mycophenolate Mofetil Mycophenolate Sodium	▼山喜多（CellCept） ▼睦體康（Myfortic）	於每劑疫苗注射後，依疾病活性中斷藥物一至二週。

Methotrexate（MTX）	▶ 滅殺除癌（Methotrexate） ▶ 至善錠（Trexan）	於每劑疫苗注射後，依疾病活性中斷藥物一至二週。
Cyclosporine Tacrolimus	▶ 新體睦（Sandimmune） ▶ 普樂可復（Prograf）	於每劑疫苗注射後，依疾病活性中斷藥物一至二週。
Sulfasalazine	▶ 斯樂腸溶（Salazopyrin） ▶ 撒樂腸溶錠（Salazine）	於每劑疫苗注射後，依疾病活性中斷藥物一至二週。
Abatacept IV（靜脈）	▶ 恩瑞舒（Orencia）靜脈注射	依常則施打，並安排於Abatacept注射前一週接受疫苗。

註：其他未提到的必賴克瘻、類固醇每日計量小於二十毫克、恩博（Enbrel）、復邁（Humira）、安挺樂（Actemra）等等，為「無須調整之藥物」。

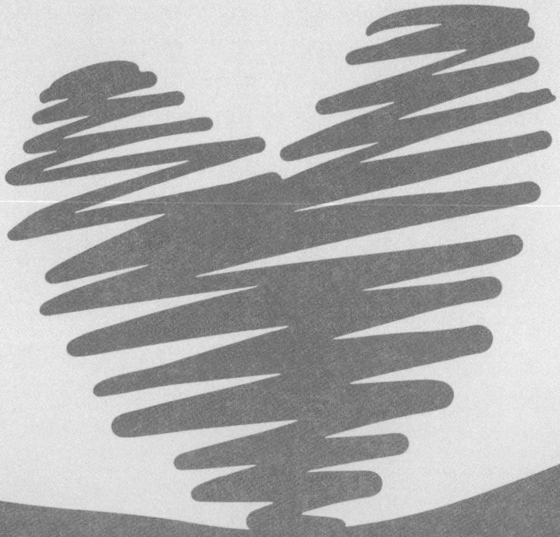

一位日本小女孩的故事

（來自紫竹林精舍、香光 BBC 第 1698 集）

每次回紫竹林精舍參加盂蘭盆報恩法會（梁皇寶懺），我最喜歡的部分就是師父的開示，師父總會精心安排橋段或故事與我們分享。這天師父要講的主題是「人生的無常」，故事中的女主角原本很喜歡跑步，甚至能贏過大部分的男生，但某天早上，她的腳突然腫了起來，使得她沒辦法正常走路，更不用說是跑步了。隨著時間過去，原本是風雲人物的女主角，卻變成別人（同儕）眼中那個奇怪的人。

身為家長當然不忍心看見自己的女兒發生這樣的事情，帶著她到處求醫，看了骨科、復健科，也做了核磁共振（MRI）的精密檢查，幾乎各種可以做的檢查都做了，但問題卻不見好轉。日本當地的復健科醫師在經過幾個月的治療後對家長說「你不用再帶女兒來治療了」，一聽到醫師這樣說，媽媽的眼淚當場掉了下來，醫師會這樣講，是不是代表自己的女兒沒有治療的希望了？未來只能一直坐著輪椅嗎？一輩子嗎？

師父以這樣的故事來告訴我們「人生的無常」，一個原本很厲害的小女孩，卻突然沒辦法正常走路、活動。但在法會現場的我聽來，這個小女孩跟我的其他兒童非特異性關節炎病人遭遇非常相似！而我本身就是兒童風濕疾病方面的專門醫師，看診與治療超過幾百例的兒童類風溼性關節炎，或者稱做是兒童特發性關節炎（兒童非特異性關節炎），好多好多的病人都有相同的狀況！都是正值學生時期，運動量最大的時候，但突然間關節腫痛、突然間不能正常走路，有的病患還開過刀但卻未能康復，直到來到我的門診，經過一連串的治療，這些孩子慢慢的可以走路、跑步，甚至有的孩子還參加校隊！

法會結束後，我一直反覆思量要不要去找師父？要不要去看看這個小女孩到底怎麼一回事？同事告訴我，這是你的專業，既然是你的專業就應該勇敢的去找師父！後來我鼓起勇氣，法會結束後立刻去找師父，詢問剛剛開示時提到的那個小女孩現在在哪裡？也說明這個小女孩的狀況很像是我專科門診的小病人。當時小女孩並沒有出席，但她的母親有來到法會現場。於是我便跟這位媽媽說明情況與可能的問題及需要安排的檢查項目，並請她帶著小女孩直接到高雄長庚醫院門診來找我。

後來這位媽媽隔天就帶著小女孩來到高雄長庚醫院，我幫她安排了住院檢查，並做關節超音波、抽血，很快的在第二天就確認小女孩罹患了兒童的類風溼性關節炎，立刻安排使用點滴的針劑治療，本來小女孩沒有辦法好好地蹲下去，但在施打針劑後的隔一天，小女孩已經可以順利的蹲下並站立，治療成效相當明顯。於是我跟媽媽說，小女孩正是風溼病的問題，未來回到日本一定要去找風溼病的專科醫師繼續治療，這樣才有辦法追蹤小女孩的後續療程。

隔年小女孩寫了一張卡片送給我，說她現在又可以跑步了！更令人高興的是，第二年，小女孩參加了學校的籃球校隊。身為兒科醫師的我，真的感到非常開心！看到一個本來沒辦法正常行走的孩子，經過正確的治療後，又回到健康、正常的生活，這可說是身為醫者最感動的一刻了！

有時候我們去看醫生，並不是醫生沒辦法做出正確的診斷，而是家長沒有提供足夠的資訊給醫生。例如孩子關節痛，痛的情況是怎麼樣？現在大部分的人都有手機，可以照相、錄影，透過數位的方式將孩子的狀況記錄下來。因為看診時，症狀不一定會在同一時間完全表現出來，所以透過家長詳實的記錄，有助於協助醫生做出最正確的診斷。畢竟在孩子成長的過程中，陪伴孩子最多的就是家長，可以看出孩子異常的狀況。如果孩子的關節出現「紅、腫、熱」這三個問題，請務必帶孩子看醫生！因為這與一般常聽到的「生長痛」並不一樣，生長痛是因為細胞增生而使得關節處產生疼痛感，生長痛並不需要太過擔心，可是一旦出現了紅、腫、熱，甚至影響孩子正常行走而造成不良於行或是跛腳，那務必要做進一步檢查！例如已經看了骨科、復健科，但卻遲遲未有改善時，請一定要想到兒童的風溼病專科。藉由以上的故事，希望帶給家長們正確的資訊，當遇到孩子關節疼痛時，可以怎麼做。

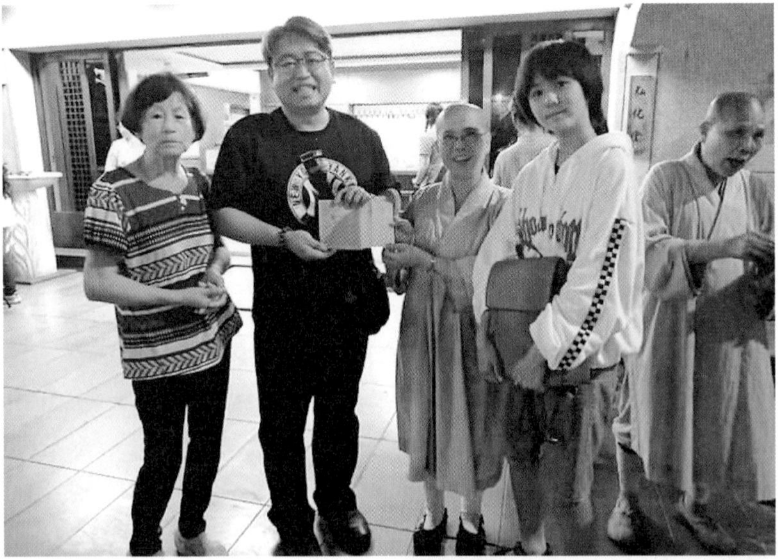

Eric Kuo 新增了 6 張相片 — 😌 覺得正面積極——在📍 **高雄長庚紀念醫院Kaoshiung Chang Gung Memorial Hospital**。

2017年8月31日12:49・台北市・🌐

來自日本小女孩的感謝卡

紫竹林精舍的小菩薩

我也送給她特殊的紀念品
世界球后，戴資穎親筆簽名的娃娃

還有長庚醫院國際醫療的保溫杯

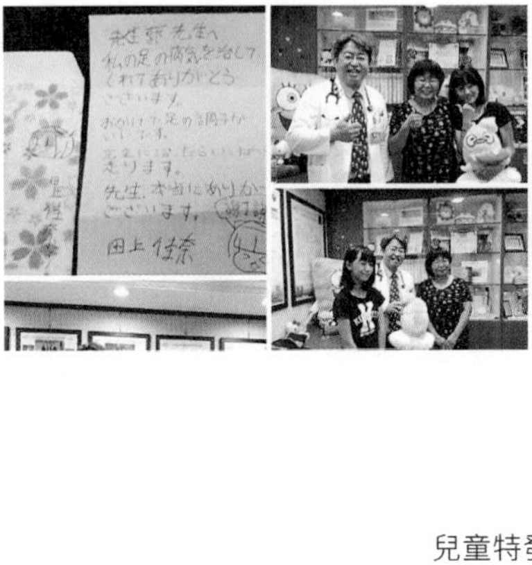

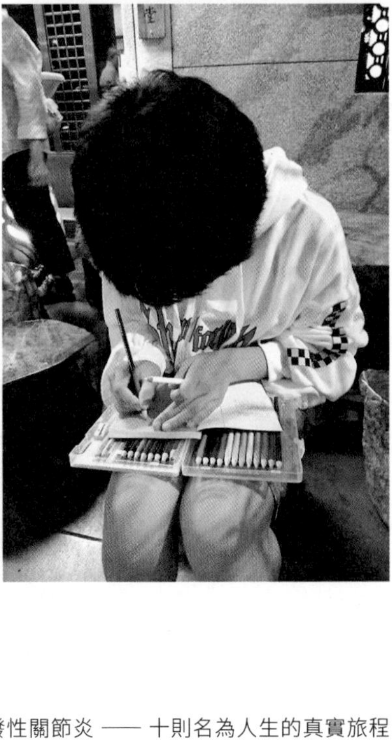

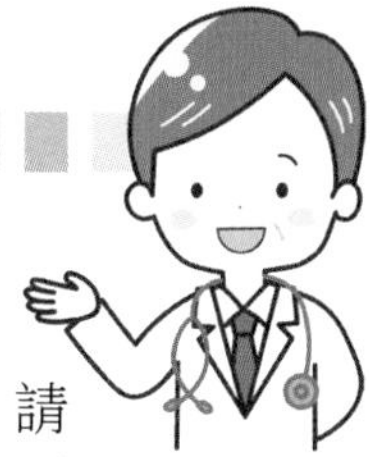

兒童關節痛建議看診科別

請一定要讓以下建議之各科醫師都評估過，缺一不可，可以依照以下順序就醫檢查：

1.	兒童骨科	評估骨頭受傷或是外傷導致	可以安排X光（或是MRI）
2.	兒童感染科	評估感染性關節炎	可以安排抽取關節液檢查
3.	兒童血液腫瘤科	評估腫瘤或是血液問題	可以安排骨髓檢查
4.	兒童過敏免疫風濕科	評估自體免疫與風濕性問題	可以安排抽血或是關節超音波檢查

郭和昌醫師告訴你，
孩子關節痛該如何？

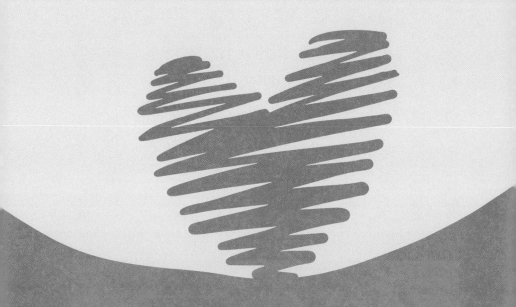

孩子的關節痛，其實最常見的還是「成長痛」，我們要如何區別孩子的疼痛是成長痛？還是應該要進一步做檢查？如果是成長痛，患部不會出現：❶紅、❷腫、❸熱，這三個症狀，即使孩子喊痛，也還是可以正常活動和玩耍。也就是說，如果患部出現了紅、腫、熱三個症狀的話，家長務必要留意！必須進一步評估是否有其他關節炎的情況。尤其要注意以下幾個特徵：關節看起來發紅、摸起來燙燙的、很明顯的腫脹，當這幾個特

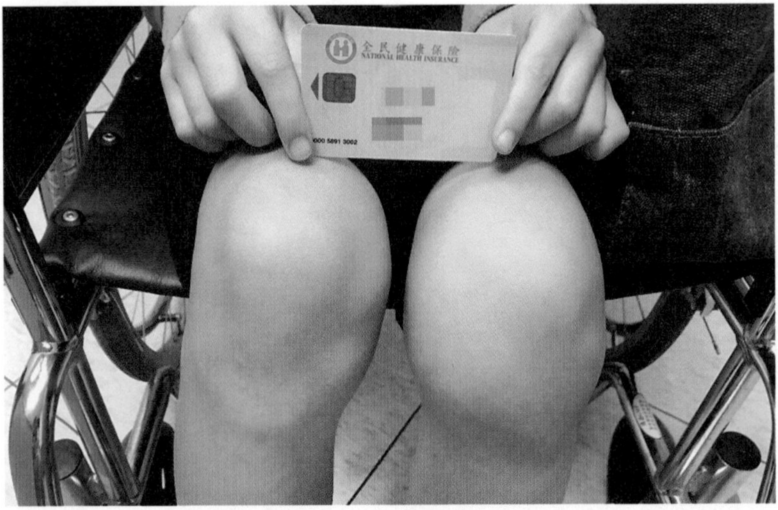

▲ 腫脹的關節（圖右，病童的左腳膝關節）表面光亮，對比於另一關節發現關節骨頭凹陷處已經消失（代表腫脹）

徵（紅、腫、熱、痛）持續六個禮拜，且孩子年紀小於十六歲，經過其他問題（外傷、感染、腫瘤）的排除後，就可以診斷孩子罹患了兒童特發性關節炎。

十幾年前曾遇到一個國二的女生，她的腳因為關節疼痛，導致走路一跛一跛，沒辦法正常走路、跑步，甚至上下樓梯都有困難，她的同學都會在背後指指點點且嘲笑她的走路姿勢，所以當年家長帶她來找我看診時，小女孩心中最大的願望竟然就是希望能夠跟別人一樣正常的走路就好，多麼簡單的一個心願啊！

事實上，多年前臺灣醫界（2010, Vol.53, No.4、如下頁圖）以及中時健康新聞網都曾發布過兒童類風濕性關節炎相關文章，這類關節炎的治療方式包含標靶藥物或是生物製劑，有人稱這類的藥物為巡弋飛彈，也就是將關節或血液裡會造成發炎的東西，利用這個巡弋飛彈將它抓起來並破壞掉及移出體外，進而使關節的發炎可以得到控制。目前這樣新一代的生物製劑在臨床上已使用超過二十年的時間，在高雄長庚醫院也累積有超過一、兩百例治療成功的案例。

讓孩子自由自在的活動—幼年型類風濕性關節炎治療的新趨勢

文、圖/郭和昌 楊崑德 高雄長庚紀念醫院兒童過敏免疫風濕科 長庚大學臨床醫學研究所

前 言

曾遇過多個幼年型類風濕性關節炎的病童，他們正值青春洋溢，卻苦於關節炎所帶來的病痛及造成許多活動上的限制，甚至無法以正常姿態走路，更甚者須以輪椅代步，受到同學的冷落或嘲笑。他們多麼的希望可以自由自在的活動，可以和別的同學「一樣就好了」。經過我們的治療與家屬的努力，他們可以正常走路不必坐輪椅，可以參加賽跑和打球，恢復昔日的天真和燦爛的笑容。

幼年型類風濕性關節炎簡介

幼年型類風濕性關節炎(juvenile rheumatoid arthritis, JRA)是幼年時期最常見的風濕性疾病。其主要特徵，乃因病童關節內發生不明原因的慢性滑膜發炎，造成關節軟骨及軟骨下硬骨傷害而形成。偶會侵犯關節表面或關節周圍之韌帶與肌腱。此症可能為多種不同的疾病但有著共同的關節炎症狀表現。

JRA的定義與診斷如下：(American College of Rheumatology, ACR 1986 Reassessment of the Criteria for JRA)

1.年齡小於16歲。

2.有1個以上的關節呈現發炎現象。(所謂發炎現象為:關節腫脹，加上紅、熱、痛及活動受限制等的其中1項以上)。

3.關節炎的症狀持續至少6週以上。

4.亞型的歸屬是根據疾病開始發生的6個月內之症候分類：

幼年型類風濕性關節炎有分3個類型:

(1)少關節炎型(少於或等於4個關節，約有50%)

(2)多關節炎型(大於或等於5個關節，約有25%)

(3)全身系統型(有間歇性發燒、類風濕性皮膚疹、關節炎、及內臟疾病，約有25%)。

患者須小於16歲且持續性的關節發炎至少6個星期或時間更長、而且沒有其他已知的關節炎病因(必須先排除其他造成關節炎的原因如：感染、外傷或是腫瘤…等)。因此幼年型類風濕性關節炎是一個排除性的診斷，須排除其他原因所引起的關節炎，才能診斷為幼年型類風濕性關節炎。有一些幼年型類風濕性關節炎於急性期也會有如川崎症冠狀動脈擴張的表現[1]。目前尚未發現川崎症之後產生幼年型類風濕性關節炎的文獻報告。

幼年型類風濕性關節炎的藥物治療現況

治療方面需要一個全面性的團隊醫療，包含家庭成員(藥物使用的配合)、兒童風濕病專科醫師、職能或物理治療師、護理人員(藥物的注射)、社工、其他醫師(眼科、骨科醫師、復健科醫師)、營養師等。傳統藥物治療法稱為金字塔療法包含有非類固醇抗發炎藥、類固醇及病程修飾性藥物；缺點為療效不盡理想，藥物副作用大、藥效作用緩慢和關節發炎破壞等。現今的生物製劑療法(或稱標靶治療)可以有效的改善傳統藥物的缺點；以下分別介紹藥物[2]：

1.非類固醇類抗發炎藥物：它分為非選擇性和選擇性環氧化酵素(cyclooxygenase-2, COX-2) 抑制劑，並沒有那一種藥對關節炎特別有效，但是選擇性COX-2抑制劑的腸胃道副作用較小，最近的報告也指出選擇性COX-2抑制劑也有和非選擇性一樣的效果；大約有1/3的患者可以用一般的非類固醇類抗發炎藥物做很好的症狀控制[3]。

2.抗風濕性關節炎藥物(疾病修飾藥物disease modifying antirheumatic drugs,DMARDs)：大部份病童需要更積極的使用抗風濕藥物來治療。幼年型類風濕性關節炎的併發症可能是關節變形導致身體殘疾和甚至會威脅生命，尤其是在那些沒有接受規則治療的病童。而大多數幼年型類風濕性關節炎的患者尤其是全身型或多關節型病童發病開始就需要使用其他的DMARDs，臨床上用於治療幼年型類風濕性關節炎的藥物介紹如下：

(1)Methotrexate (MTX)：是幼年型類風濕性關節炎最常使用的藥物 (標準的劑量：10 mg/m^2/week)，MTX會干擾DNA之合成、修復以及細胞之複製，通常1星期只需服用1次(又稱口服小型脈衝療法)，1次劑量從3顆到8顆，大約4到6星期會有反應，它的副作用包括腸胃道不適、肝毒性和骨髓抑制，腎功能不良的病人應減量使用。需長期使用MTX的病童須要補充葉酸[4]。

(2)Hydroxychloroquine (抗瘧疾藥物---奎寧；商品名Plaquenil) 以前使用的奎寧(chloroquine)抗瘧疾藥物可能產生的副作用，如噁心、嘔吐、禿髮、

曾有一名國小六年級的小男生，在診斷出風溼性關節炎之前，曾因膝關節疼痛、發炎而開過兩次刀，但承受完手術治療後，他的膝關節仍是腫脹不已，兩邊膝蓋相比，可以明顯發現其中一邊腫脹，而且亮亮的，這個孩子依舊沒辦法正常走路，更不用說跑步、打球，完全沒辦法。幾個月後，家長帶著孩子來到我的門診做進一步檢查，給予他生物製劑的治療，經過幾個月新一代生物製劑的治療，他的關節已明顯消腫，而且可以完成蹲下站立的動作，在學校也可以上下樓梯，可說是有相當明顯的改善。提醒家長，

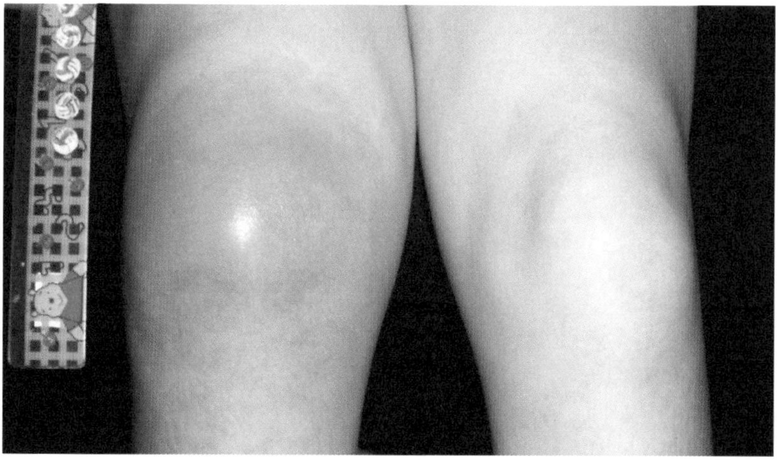

▲ 關節發紅與腫脹

在開刀前應該要先做過全面（兒童骨科、兒童感染科、兒童血液腫瘤科及兒童過敏免疫風濕科）的評估，或許就可以免除孩子受開刀之苦。

當孩子出現關節疼痛時，有幾個重點家長務必注意：

◉ **第一個重點**：會出現關節發紅、腫脹，且摸起來燙燙的，一旦出現這三個特徵，一定要做進一步檢查。

◉ **第二個重點**：當孩子要進行侵入性檢查（例如開刀或是關節鏡檢查）或治療前，感染科、骨科、血液腫瘤科、風溼病科這四大科別的醫師都要會診過，並將意見統整起來再進行治療。

◉ **第三個重點**：當孩子接受過傳統的抗發炎、類固醇、風溼病的藥物治療，但沒有明顯改善的話，一定要記得現在有新的藥物——生物製劑、標靶藥物，這類藥物可以很有效改善孩子關節炎的症狀。

透過以上三個重點的分享，希望可以在關節炎的照顧品質上有所提升。

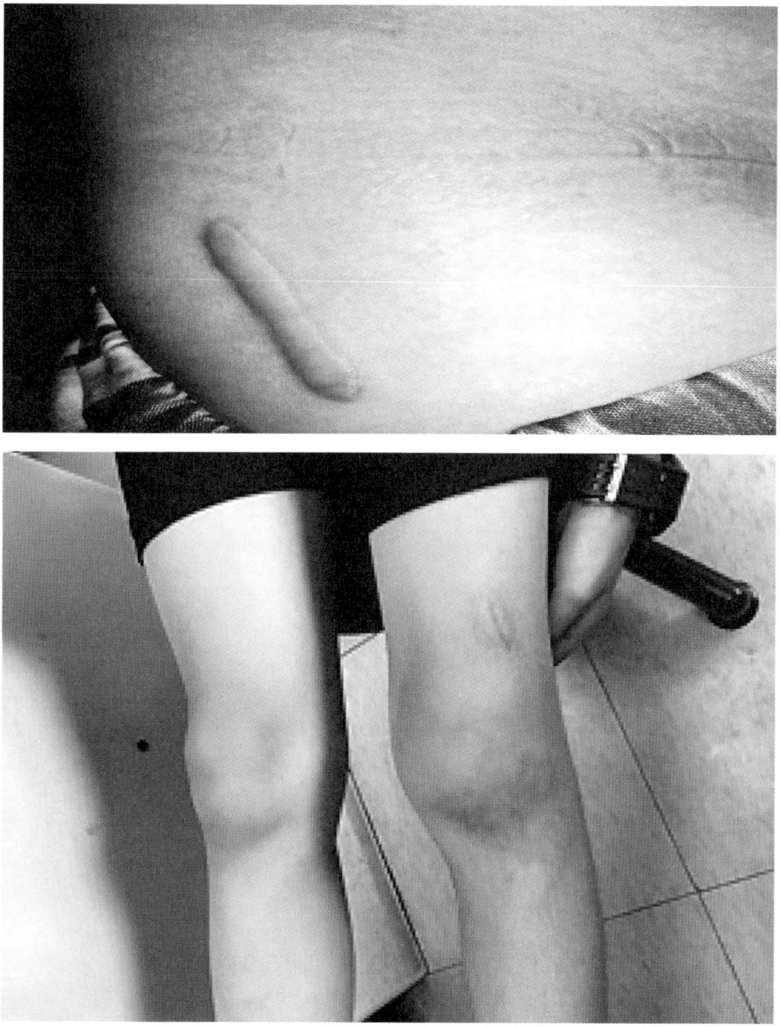

▲ 關節開刀的刀疤。這兩位孩子關節開刀（髖關節與膝關節）後仍然未見症狀改善，後經生物製劑治療症狀明顯改善，或許及時正確治療有機會可以免除挨刀之苦。

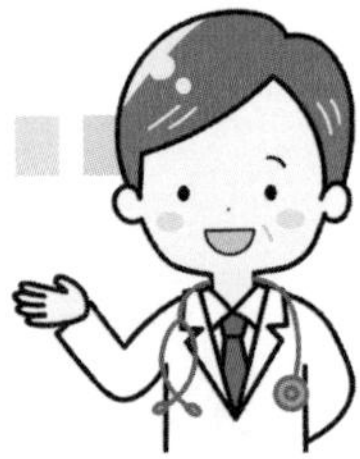

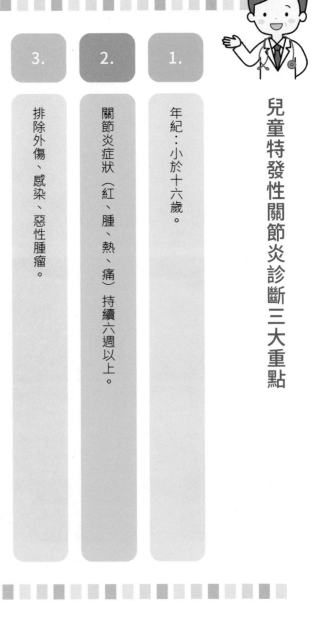

兒童特發性關節炎診斷三大重點

1. 年紀：小於十六歲。

2. 關節炎症狀（紅、腫、熱、痛）持續六週以上。

3. 排除外傷、感染、惡性腫瘤。

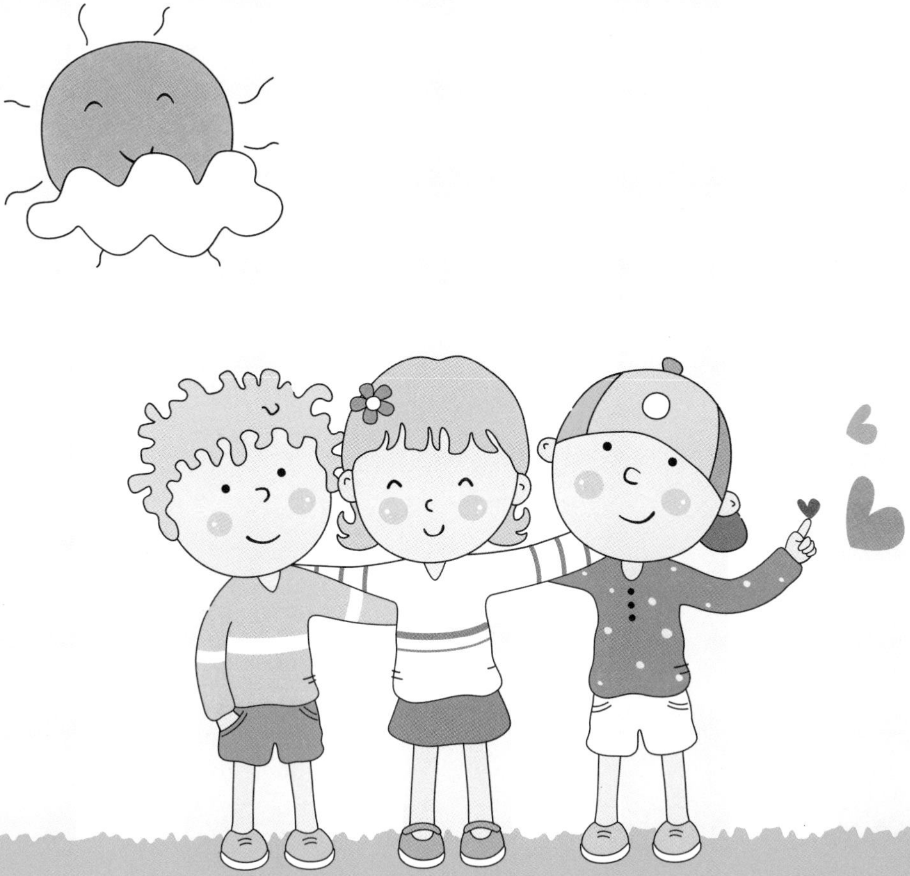

昂首

兒童特發性關節炎發現與治療現狀

兒童特發性關節炎（亦稱，幼年特發性關節炎、兒童類風溼性關節炎、Juvenile idiopathic arthritis, JIA、Juvenile rheumatoid arthritis, JRA），病名中的「幼年」是指十六歲之前發病，又被譯為「兒童」；「特發性」是指沒有明確原因的疾病，即病因不明症，也被譯為「特異性」；「關節炎」是指關節滑膜的發炎。關節的發炎會出現幾個重要的症狀：發炎的關節處出現發紅、腫脹或發熱，或關節出現「晨僵」現象（一早起床關節僵硬影響活動，過幾個小時後便改善），且日常行動也會因而受到限制。

依據國際風濕病學組織的分類，依照發病後六個月內關節影響數目之不同，兒童特發性關節炎可分成七種，包括：

❶ 少關節型特發性關節炎（Oligoarthritis）

❷ 類風濕性因子陽性多關節型關節炎（Rheumatoid factor positive polyarthritis）

❸ 類風濕性因子陰性多關節型關節炎（Rheumatoid factor negative polyarthritis）

❹ 乾癬型兒童特發性關節炎（Psoriatic arthritis）

❺ 接骨點炎型兒童特發性關節炎（Enthesitis-related arthritis, ERA）

❻ 全身型兒童特發性關節炎（系統型兒童特異性關節炎，systemic JIA）

❼ 無法分類型兒童特發性關節炎（Undifferentiated arthritis）

臺灣兒童特發性關節炎的分類中，有超過三分之一都是接骨點炎相關型，第二名超過百分之二十的是單關節型（發病的頭六個月影響四個以內的關節），第三名是全身系統型的關節炎。男生的發生率約為女生的 1.2 倍。兒童特發性關節炎目前並沒有專一性的血液測試可用於診斷，也就是說沒有任何一個檢查可以直接來判定是否有罹病或發病，因此不容易及時診斷，約三分之一的病人會有陽性的僵直性脊椎炎基因 HLA-B27，接骨點炎相關型的 HLA-B27 陽性率則超過百分之九十。HLA-B27 陽性也和疾病嚴重程度有相關。

建議所有病童在診斷兒童期特發性關節炎之前，皆需先排除其他可能與關節發炎相類似的疾病，包括受傷性關節炎、感染而致的關節炎、白血病或惡性疾病而致的關節炎。

一、藥物治療

兒童特發性關節炎若不接受正確的治療將會導致關節變形、不良於行、臥病在床的嚴重後遺症，若持續惡化可能需要開刀手術來置換人工關節。因為醫學發達與藥物進步，專科醫師會根據兒童特發性關節炎的嚴重程度與恢復情形來提供適合的治療。

治療方面常見的有消炎止痛藥，包括非類固醇型、類固醇、疾病修飾抗風濕藥（DMARD）及標靶藥物的生物製劑。單關節發炎的病人可考慮關節內注射類固醇以改善局部發炎。疾病修飾抗風濕藥在兒童最常使用的為 Methotrexate（MTX 治善錠），約三分之一的病童須長期使用抗風濕藥來控制發炎。停藥超過一年的病人復發機率約百分之六。

若經類固醇或是抗風濕藥治療三個月且治療成效不佳者，可以評估生物製劑治療，生物製劑藥物須事先向健保局提出申請，核准後方可以健保給付。生物製劑不同於類固醇類消炎藥會抑制大多數的免疫系統，生物製劑作用在特定引起關節發炎的物質，因此又稱為標靶藥物。目前治療兒童特發性關節炎的生物製劑有恩瑞舒 Orencia、復邁 Humira、恩博 Enbrel 和安挺樂 Actemra。

二、眼睛的葡萄膜炎

兒童特發性關節炎關節的疼痛腫脹是最常見的症狀，其他症狀還包括眼睛的葡萄膜炎、發燒、皮膚紅疹、淋巴結腫大、肝脾腫大等等，其中「眼睛的葡萄膜炎」是關節以外最常受到影響的器官；但多數有葡萄膜炎症狀的患者反而常常沒有關節疼痛的症狀；

更棘手的是葡萄膜炎的患者雖然發炎明顯卻常常沒有視覺受影響或是眼睛不適的症狀，常導致病童與家長不易察覺因此而延誤了治療的時機。「虹彩炎」，就是「前葡萄膜炎」的簡稱。葡萄膜炎發病時臨床表現多樣化，從典型的紅、腫、痛到視力模糊都有可能。葡萄膜炎目前是十大失明原因之一，也常會造成白內障、青光眼等併發症。是小朋友「視力的隱形殺手」。

引發葡萄膜炎的原因可大致區分成感染性和非感染性。感染性（由病原菌造成）原因可能是外傷或手術造成傷口，病原菌藉此進入眼睛內造成感染而發炎，也可能是體內感染的病原菌藉由血液進入眼內；非感染性（沒有病原菌）原因是自體免疫所產生的眼內發炎。兒童特發性關節炎就是最常造成小孩葡萄膜炎的自體免疫疾病，在國外多數患者是先診斷關節炎之後才發現葡萄膜炎，而在臺灣因患者大多沒有關節症狀且眼睛症狀也不明顯，常是其他眼科常規檢查時的意外發現。

可能症狀有畏光、疼痛、飛蚊漂浮物、視力模糊甚至失明，但有些狀況的葡萄膜炎可能沒有症狀。兒童特發性關節炎的孩子應注意是否有合併眼睛症狀且需要定期（三至六個月）眼科追蹤。也建議平常可以使用遮住單眼來評估是否有雙眼視力差的問題，以利及早發現葡萄膜炎。

兒童特發性關節炎的患者須在兒童過敏免疫風濕科和眼科追蹤，無論是疾病診斷、治療效果、藥物副作用等多方面照護，都需要小朋友、家長、醫師之間充分溝通、長時間追蹤治療，盼能守護孩子的健康和視力。提醒家長，如果發現孩子視力改變、飛蚊症情況變多、眼紅、眼痛等發炎相關的任何一種症狀，應儘快尋求眼科醫師的協助與評估。

以往許多人認為兒童特發性關節炎是成人類風濕關節炎在兒童時期的表現，事實上，這兩個疾病在病理機轉及臨床症狀表現是兩個不同的疾病。若您的孩子，曾經得過兒童特發性關節炎，長大之後會轉變為什麼疾病，或者完全痊癒康復，在他還是一個小孩的時候，並不容易預判。但建議有此病史的孩子在成年之後，還是需要接受定期追蹤，若仍有問題才可以及早診斷及早治療。

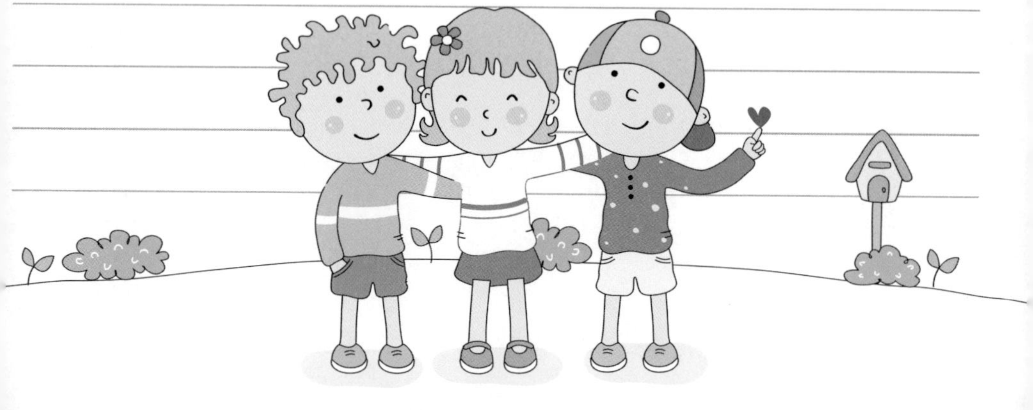

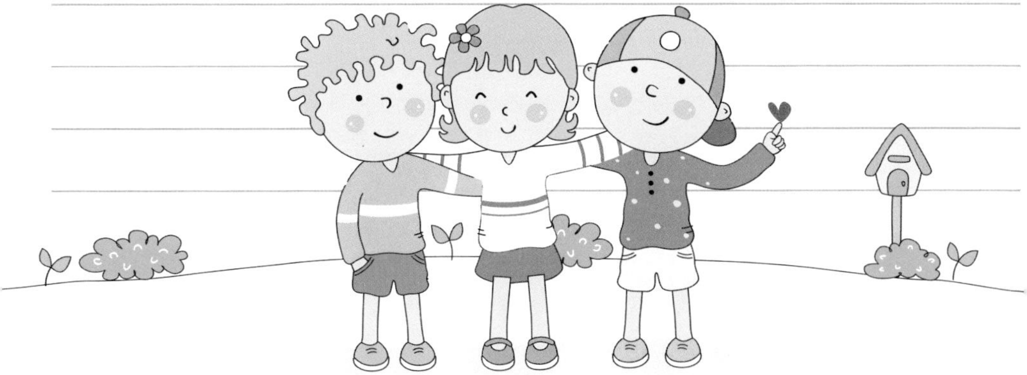

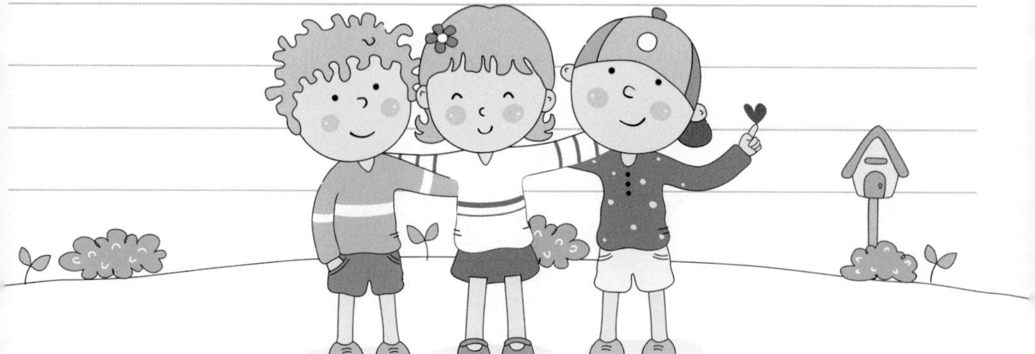

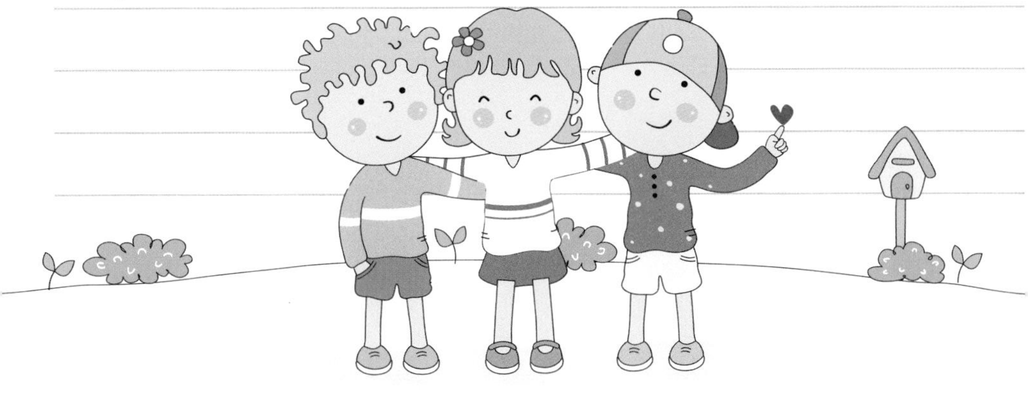

■ 國家圖書館出版品預行編目（CIP）資料

兒童特發性關節炎：十則名為人生的真實旅程／郭和昌文. -- 初版. -- 高雄市：麗文文化事業股份有限公司，2023.02

面；公分

ISBN 978-986-490-210-1（平裝）

1.CST: 關節炎 2.CST: 健康照護 3.CST: 通俗作品

416.62 111021087

兒童特發性關節炎——十則名為人生的真實旅程

初版一刷・2023 年 2 月

作者	郭和昌
繪者	羅小酸
責任編輯	林瑜璇
企劃採訪	林敏怡
發行人	楊曉祺
總編輯	蔡國彬
出版者	麗文文化事業股份有限公司
地址	802019高雄市苓雅區五福一路57號2樓之2
電話	07-2265267
傳真	07-2264697
網址	www.liwen.com.tw
電子信箱	liwen@liwen.com.tw
劃撥帳號	41423894
購書專線	07-2265267轉236
臺北分公司	100003臺北市中正區重慶南路一段57號10樓之12
電話	02-29222396
傳真	02-29220464
法律顧問	林廷隆律師
電話	02-29658212

行政院新聞局出版事業登記證局版台業字第 5692 號

ISBN 978-986-490-210-1（平裝）

麗文文化事業

定價：450元